# Das INTERVALLFASTEN Kochbuch

## Gesund und schlank mit der Erfolgsmethode



Weltbild

# INHALT

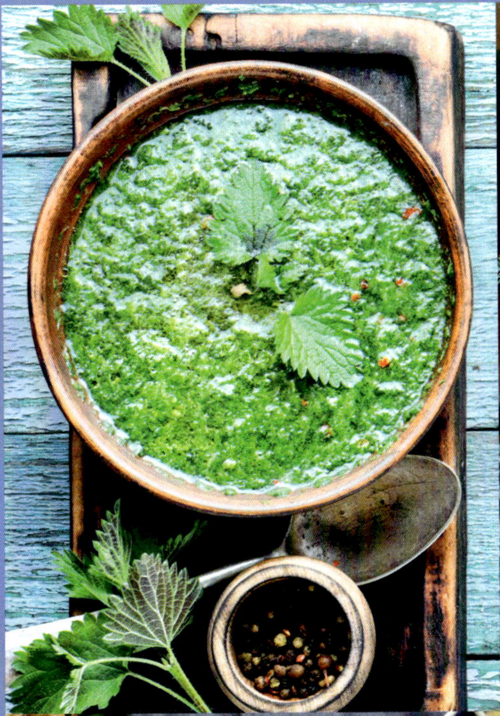
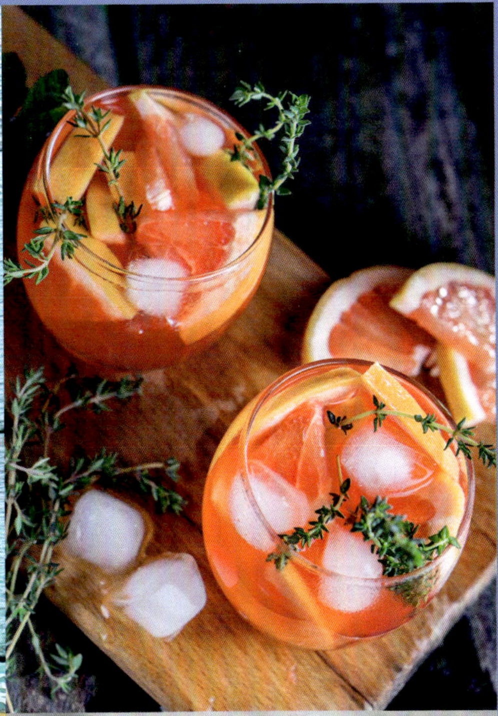
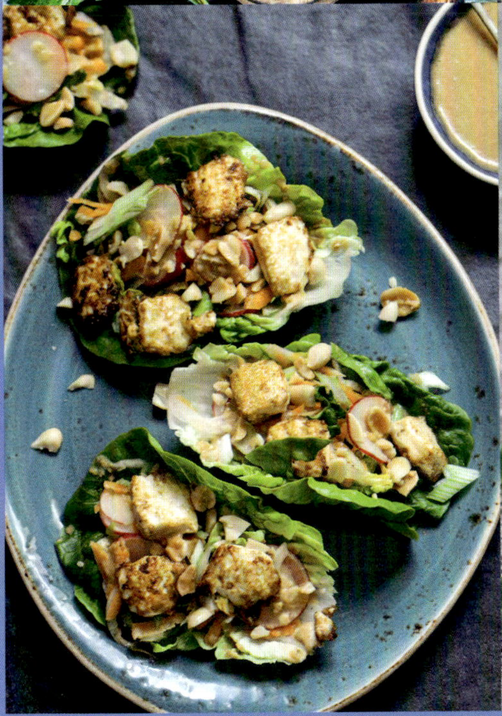
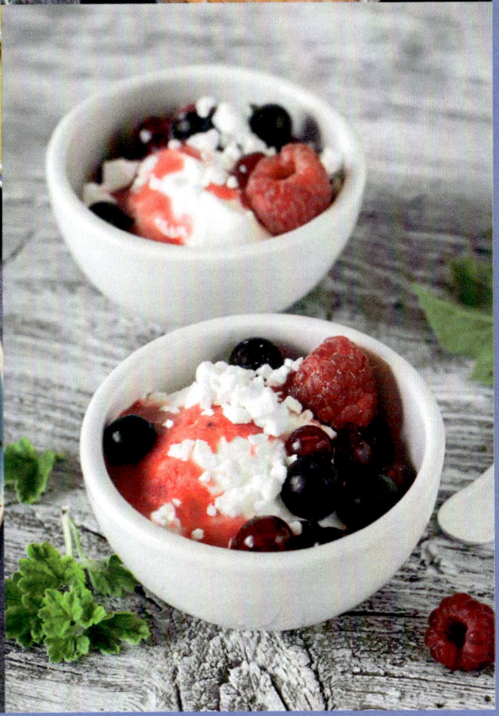

# VORWORT

Intervallfasten hat sich in der Ernährungsmedizin längst etabliert. Die flexible Methode kann Ihnen helfen, gesund abzunehmen und das neue Gewicht zu halten. Anders als beim totalen Fasten müssen Sie hier nicht komplett auf Ihre Mahlzeiten verzichten. Im Gegenteil – selbst in den Fastenphasen dürfen Sie moderat essen. Beim Intervallfasten können Sie wählen zwischen wöchentlichen Fastentagen und täglichen Essenspausen. Dieses Kurzzeit-Fasten ist deshalb so effektiv, da es dem Körper ausreichend Zeit zur Fettverbrennung gibt. Unser Körper ist nicht darauf programmiert, ständig Essen zur Verfügung zu haben. Vielmehr ist es seit Urzeiten so, dass der menschliche Stoffwechsel auf Fastenphasen eingestellt ist. Unsere Vorfahren schlemmten nur dann, wenn „fette Beute" gemacht wurde. Dann füllten sie ungehemmt ihre Bäuche und die überflüssige Energie wurde als Fett für schlechte Zeiten im Körper eingelagert. In den Hungerzeiten bediente sich der Körper an diesen Reserven und sicherte so das Überleben. Heute müssen wir nicht mehr jagen, sondern bekommen an jeder Ecke jede Menge Versuchungen geboten. Bäckereien, Supermärkte & Co. locken uns mit verführerischen Angeboten zum Zugreifen. Da zu widerstehen ist nicht leicht. So ist es kein Wunder, dass sich die Rate der Fettleibigkeit nach Angaben der WHO in den letzten Jahren fast verdreifacht hat. Um dem gegenzusteuern, ist Intervallfasten für viele Menschen ideal. Hier müssen Sie keine genauen Kalorien zählen und werden dennoch satt. Wertvolle Eiweißquellen wie Milchprodukte, Eier und Hülsenfrüchte, frisches Gemüse und Getränke wie Wasser und ungesüßter Tee helfen Ihnen dabei, das Intervallfasten dauerhaft in Ihr Leben zu integrieren. Welche Methode für Sie geeignet ist, richtet sich nach Ihrem persönlichen Alltag und Ihren Gewohnheiten. Probieren Sie es aus und setzen Sie mit einer gesunden Ernährungsweise neue Energien für ein schlankeres Leben frei.

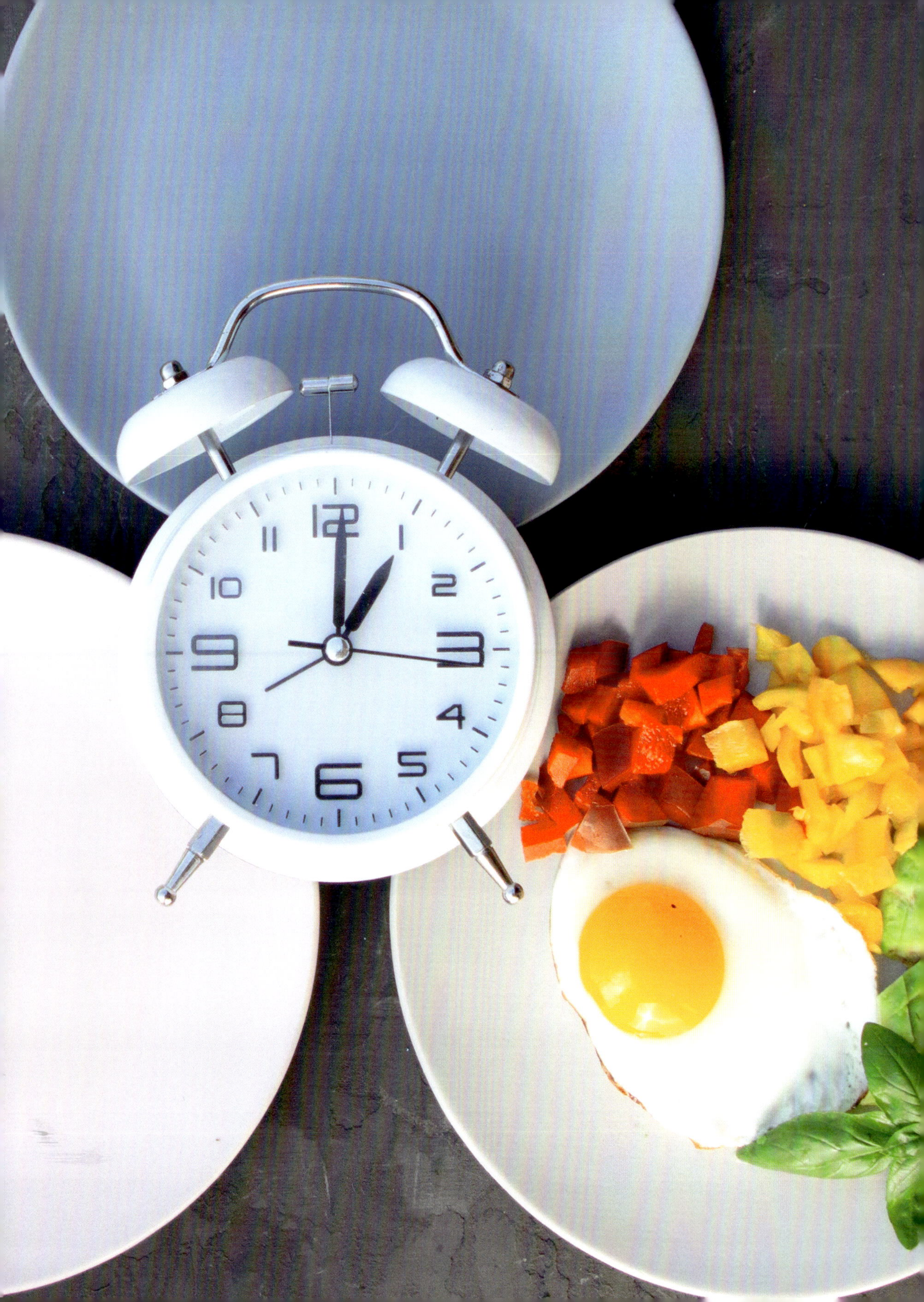

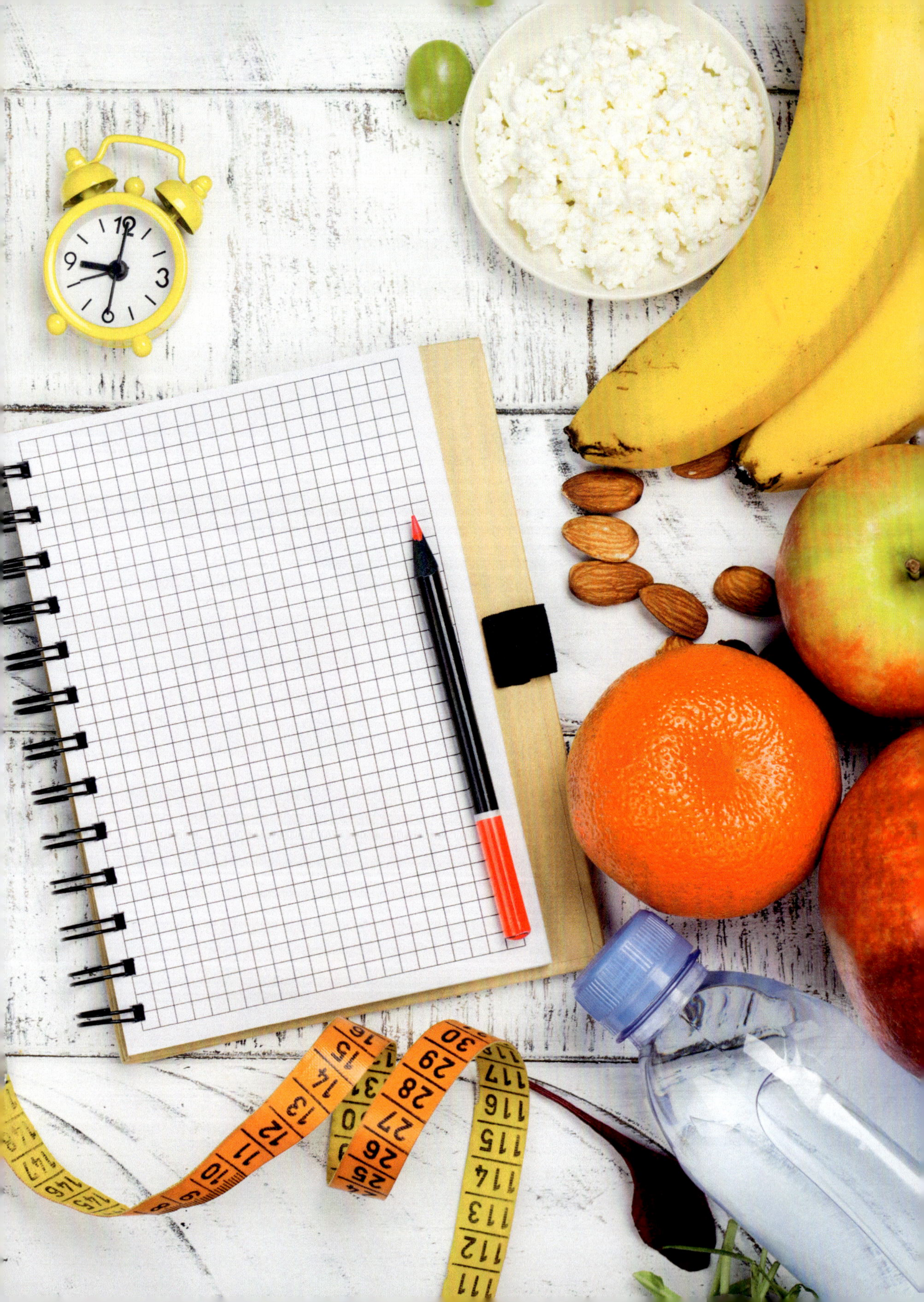

# Mit Intervallfasten zum Wunschgewicht

Intervallfasten kann Ihnen helfen, gesund abzunehmen und Ihr neues Körpergewicht auch zu halten. Letzteres ist insbesondere für diejenigen unter Ihnen interessant, die es zwar schaffen abzunehmen, aber Probleme haben, das neue Gewicht zu halten. Genau das ist auch der Unterschied zu schnellen Crash-Diäten und längeren Fastenkuren. Hier nehmen Sie zwar rasch ab, aber wenn der gefürchtete Jo-Jo-Effekt eintritt, sind die Pfunde schneller wieder auf Ihren Hüften, als Ihnen lieb ist. Mit Intervallfasten lässt sich das verhindern. Zudem fällt vielen das intermittierende Fasten leichter. Hier wechseln sich Fastenzeiten, Stunden oder Tage, mit Zeiten ab, in denen ganz normal gegessen werden darf.

## Die Vorteile von Intervallfasten

Ursprünglich waren unsere Vorfahren auf Phasen des Fastens eingestellt. Deshalb entspricht der Wechsel zwischen Essen und Fasten einer natürlichen Lebensweise. Der heutige Alltag besteht bei vielen Menschen aus regelmäßigen Mahlzeiten und zusätzlichen Snacks. Hungerphasen kommen hier nicht mehr vor. Deshalb befindet sich der Körper im ständigen Speichermodus und es kommt zu unerwünschten Fettpölsterchen. Mit Intervallfasten können Sie das natürliche Gleichgewicht zwischen Hungern und Essen wiederherstellen. Wobei hungern hier nicht wörtlich genommen werden sollte, denn auch in den Fastenphasen können Sie einige Kalorien zu sich nehmen. So fällt das Fasten leichter und es kommt dennoch zur Gewichts-

## Heilfasten und Intervallfasten – die Unterschiede

**Heilfasten ist eine besondere Form des Fastens. Über einen bestimmten Zeitraum, der wenige Tage oder auch mehrere Wochen betragen kann, nehmen die Fastenden keine feste Nahrung zu sich. Außerdem verzichten sie auf Genussmittel. Erlaubt sind lediglich kalorienfreie Getränke und Gemüsebrühe, Obst- und Gemüsesäfte. Beim Heilfasten soll der Körper entgiften, wobei die Ausscheidungsvorgänge über Darm, Leber, Nieren, Lungen und Haut gefördert werden. Beim Heilfasten gibt es verschiedene Methoden wie z. B. Heilfasten nach Buchinger. Andere Fastenformen sind etwa die F.X.-Mayr-Therapie oder die Schrothkur. Wer nicht allein auf sich gestellt fasten will, kann eine spezialisierte Fastenklinik aufsuchen und wird dort umfassend ärztlich betreut.**

reduktion. Denn die wöchentliche Gesamtkalorienzahl wird insgesamt reduziert. Zudem lernt der Körper, wieder auf eigene Reserven zurückzugreifen.

Im Gegensatz zum mehrtägigen Fasten gibt es beim Intervallfasten einen entscheidenden Unterschied. Hier fasten Sie lediglich 1 bis 2 Tage oder stundenweise. Der Stoffwechsel wird nicht gedrosselt und Sie verlieren auch keine Muskelmasse. Der gefürchtete Jo-Jo-Effekt bleibt beim Intervallfasten aus. Darüber hinaus ist Intervallfasten eine Methode, die Sie über einen längeren Zeitraum und sogar dauerhaft durchführen können. Außerdem brauchen Sie keine Darmentleerung und auch keine Vor- und Nachbereitung wie beim Heilfasten.
Vor Beginn des Fastens sollten Sie immer Ihren Arzt aufsuchen, ob medizinisch nichts gegen das Fasten spricht. Das gilt auch für das Intervallfasten. Besonders Menschen mit niedrigem Blutdruck, chronischen Krankheiten, Stoffwechselerkrankungen oder hohem Lebensalter sollten vorab ärztlichen Rat einholen.
Ist Fasten nun gesund oder überflüssig? Diese Frage wird unter Medizinern immer wieder diskutiert. 2016 erhielt der japanische Forscher Yoshinori Ohsumi den Nobelpreis für seine Arbeiten zur Autophagie (wörtlich: Selbstfressen). Vereinfacht gesagt ist dies eine Art zelluläre Müllabfuhr im Körper. Durch Stoffwechselvorgänge in unseren Zellen sammelt sich mit der Zeit „Müll“ an. Haben die Zellen genügend Nährstoffe zur Verfügung, bleibt der „Müll“ liegen. Erst, wenn die Zellen keine

Nahrung mehr bekommen, kümmert sich der Körper darum. Denn dann wird das „Verdauungsprogramm" gestartet – die Autophagie. Der angefallene Stoffwechselmüll wird jetzt recycelt. Vorstellen kann man sich das folgendermaßen: Der liegen gebliebene Zell-Müll wird mit einem Häutchen umschlossen (wie in einem Müllbeutel) und mithilfe von Verdauungsenzymen und Säuren in Einzelteile gespalten. Diese kleinen Teilchen können nun recycelt werden, um daraus Energie zu gewinnen. Bekommt der Körper also wie beim Intervallfasten über mehrere Stunden oder Tage keine Nahrung, wird der Zell-Müll entsorgt und das Beste: Es werden frische, neue Zellen gebildet. So wirkt das effektive System wie ein Jungbrunnen.

## Abnehmen und Fettabbau

Wer abnehmen möchte, sollte darauf achten, dass er nicht mehr Kalorien zu sich nimmt, als er verbraucht. Zwar verbrennen wir den ganzen Tag Kalorien, doch durch die Nahrung nehmen wir sie wieder auf. Wird dann zu viel gegessen, lagern

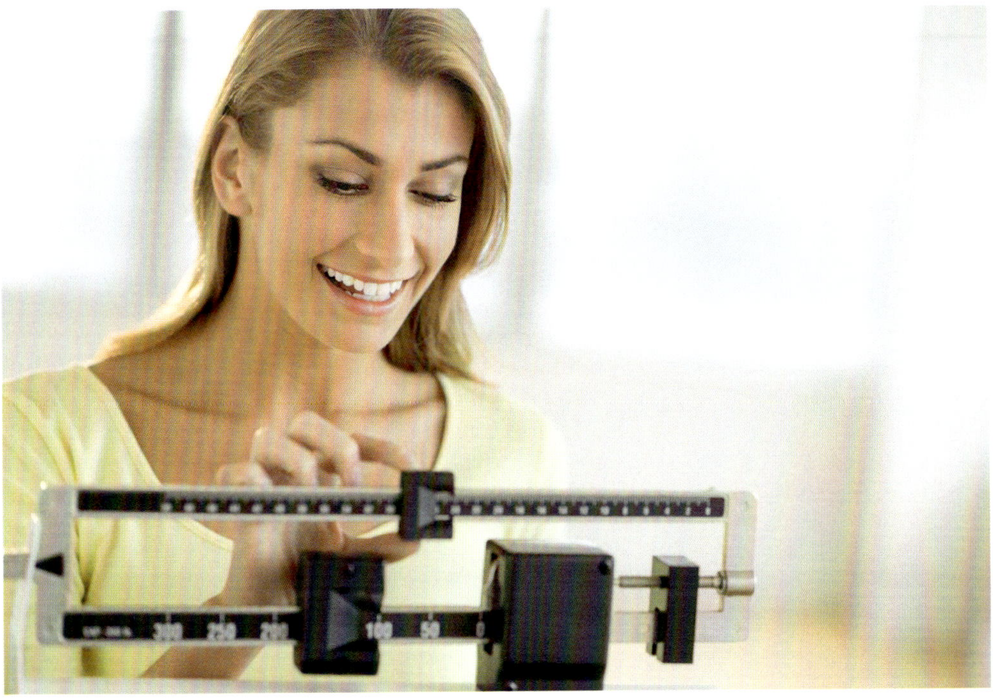

sich – vereinfacht gesagt– die überflüssigen Kalorien als Fettdepots am Körper an. Damit das Abnehmen funktioniert, hilft es, die biologischen Zusammenhänge zu verstehen und zu wissen, wie man seinen Gesamtumsatz und den Grundumsatz berechnen kann.
Beim Abnehmen sind nämlich zwei Faktoren besonders wichtig: Energiebedarf und Kalorienverbrauch. Durch die tägliche Ernährung – dazu gehören Essen und Trinken – wird dem Körper Energie in Form von Kohlenhydraten, Eiweiß und Fett zugeführt. Diese Energie wird in Kilojoule (kJ) oder Kilokalorien (kcal) berechnet. Eine Kilokalorie entspricht 4,184 Kilojoule. Unser Körper braucht eine gewisse Menge Energie, um auch im Ruhezustand zu funktionieren (Grundumsatz), sowie bei Bewegung (Leistungsumsatz oder Arbeitsumsatz). Ein Beispiel: Ist Ihr Grundumsatz bei 1500 Kilokalorien und die körperliche Aktivität bei 300 Kilokalorien, liegt der Energieverbrauch insgesamt bei 1800 Kilokalorien. Führen Sie nun beispielsweise täglich 2000 Kilokalorien an Energie zu, wird Ihr Gewicht steigen.
Um abzunehmen, muss die Energiezufuhr unter 1800 Kilokalorien liegen.

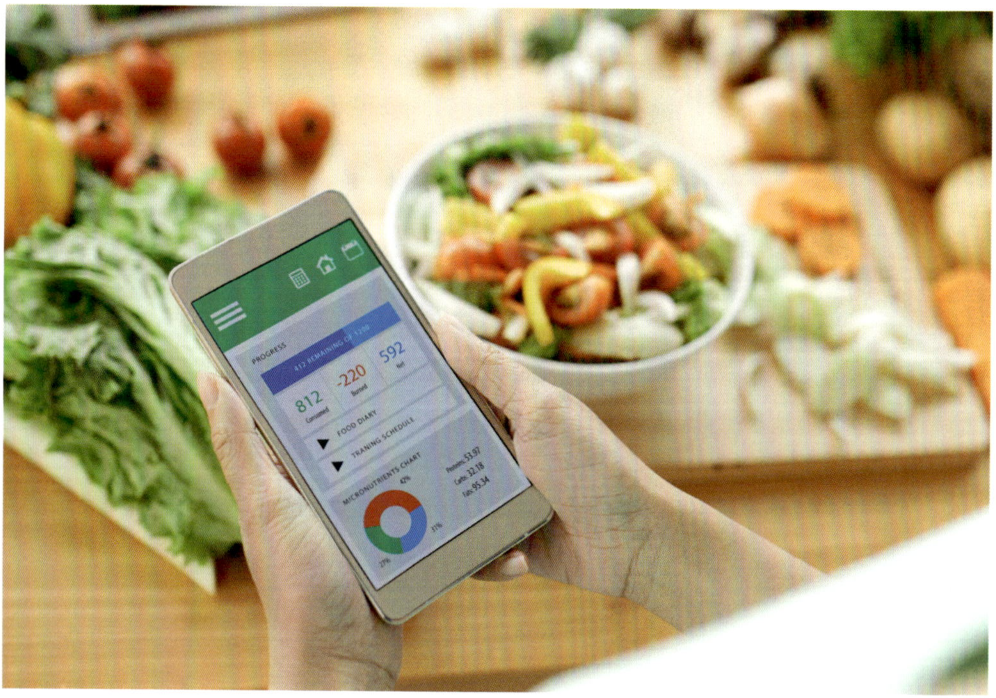

Ihren individuellen täglichen Kalorienbedarf können Sie ganz einfach mit Kalorienbedarfsrechnern im Internet ermitteln. Beim Intervallfasten brauchen Sie übrigens keine Kalorien zu zählen. Vielmehr sollten Sie hier ein Verständnis dafür entwickeln, welche Mengen Sie zu sich nehmen können, um nicht zuzunehmen. Da Sie gleichzeitig auf frische und gesunde Lebensmittel zurückgreifen und die eiweißreiche Nahrung sehr sättigend ist, wird Ihre Kalorienbilanz quasi wie von selbst ausgeglichen sein. Mit der Zeit lernen Sie, welche Nahrungsmittel Ihnen guttun und was Sie eher meiden sollten.

Auch beim Intervallfasten geht es um reduzierte Kalorienzufuhr. Wenn Sie befürchten, in den Essensphasen unkontrolliert zuzulangen, so können Sie beruhigt sein. Mittlerweile haben viele Studien das Gegenteil bewiesen. Anfangs – wenn das Intervallfasten noch neu für Sie ist – werden Sie vielleicht tatsächlich mehr essen als nötig. Aber keine Sorge, das wird sich mit der Zeit einpendeln. Außerdem werden Sie in der Regel nicht so viel zu sich nehmen, dass Sie über Ihrem Kalorienbedarf liegen. In den Fastenzeiten gleichen Sie das wieder aus und haben so insgesamt eine negative Kalorienbilanz. Die Folge: Sie nehmen ab und der Blick auf die Waage macht wieder Spaß. Kleine Hungerattacken werden anfangs sicherlich einmal vorkommen. Wenn Sie genau in sich hineinhören, handelt es sich aber wahrscheinlich eher um Appetit als um echte Hungergefühle. Vielleicht sind Sie es gewohnt, immer kleine Snacks zwischendurch zu naschen? Dann kann es sein, dass Sie das vermissen und Ihr Magen Nachschub möchte. Eventuell haben Sie sich auch eine Intervallfasten-Methode ausgesucht, die nicht ganz zu Ihnen passt. Dann probieren Sie doch einfach eine andere Methode aus und seien Sie zu Beginn nicht zu streng mit sich selbst.

Haben Sie die richtige Methode für sich gefunden, wird das Fett schließlich ganz wie von selbst wegschmelzen. Auch das lästige Fett am Bauch, das tückische viszerale Fett, wird sich verabschieden. Es sieht nicht nur unschön aus, sondern ist auch gefährlich für die Gesundheit. Denn das salopp als Bauchfett bezeichnete Gewebe ist sehr stoffwechselaktiv. Das bedeutet: Es sorgt für die Ausschüttung jeder Menge Botenstoffe und ist das größte Drüsenorgan des Körpers. Die durch das Bauchfett

## Bauchumfang messen

**Bei Frauen sollte der Bauchumfang unter 80 Zentimetern liegen, bei Männern unter 94 Zentimetern. Ob Ihr Bauch Gesundheitsgefahren birgt, verrät das Maßband. Messen Sie morgens mit nüchternem Magen und stellen Sie sich aufrecht mit freiem Oberköper gerade hin. Legen Sie das Maßband um die Taille zwischen Rippen und Beckenknochen. So liegt das Band etwa in Höhe des Bauchnabels um den Körper. Ziehen Sie das Band gerade und eng um den Körper herum, atmen Sie aus und lesen Sie den Wert ab.**

freigesetzten Botenstoffe können sich unter Umständen negativ auswirken und Ihre Gesundheit langfristig schädigen. So werden durch zu viel Bauchfett Krankheiten wie Bluthochdruck und Diabetes begünstigt, es lohnt sich also, dagegen vorzugehen. Männer neigen übrigens zu kritischen Fettansammlungen im Bauchraum. Das liegt nicht nur an einer eventuellen ungesunden Lebensweise, sondern u. a. auch am Einfluss des Sexualhormons Testosteron. Frauen nach den Wechseljahren sind aufgrund der Hormonumstellung ebenso häufig von Bauchfett betroffen, auch wenn sie bis zu diesem Zeitpunkt immer stolz auf ihren flachen Bauch waren. Die gute Nachricht: Viszerales Fett sammelt sich leicht an, lässt sich aber auch schnell wieder loswerden. Da es nämlich so stoffwechselaktiv ist, greift der Körper zuerst auf dieses Fett zurück, wenn er Energie braucht. Das heißt also für Sie: Beim Intervallfasten wird vor allem das Fett in der Bauchregion weniger. Unterstützen können Sie das Ganze durch körperliche Aktivität. Denn auch, wenn es nicht möglich ist, durch Sport gezielt an bestimmten Stellen abzunehmen, erhöht körperliche Betätigung den Energierverbrauch und somit das Kaloriendefizit. Die Folge: Gewichtsverlust und Fettabbau, unter anderem auch am Bauch.

### Gut für Stimmung und Konzentration

Man mag es kaum glauben, dass der Entzug von Essen glücklich macht. Und doch ist es so! Zu Beginn des Intervallfastens werden Ihre Gedanken noch viel um das Essen kreisen, vor allem in den Fastenphasen. Doch das spielt sich innerhalb weni-

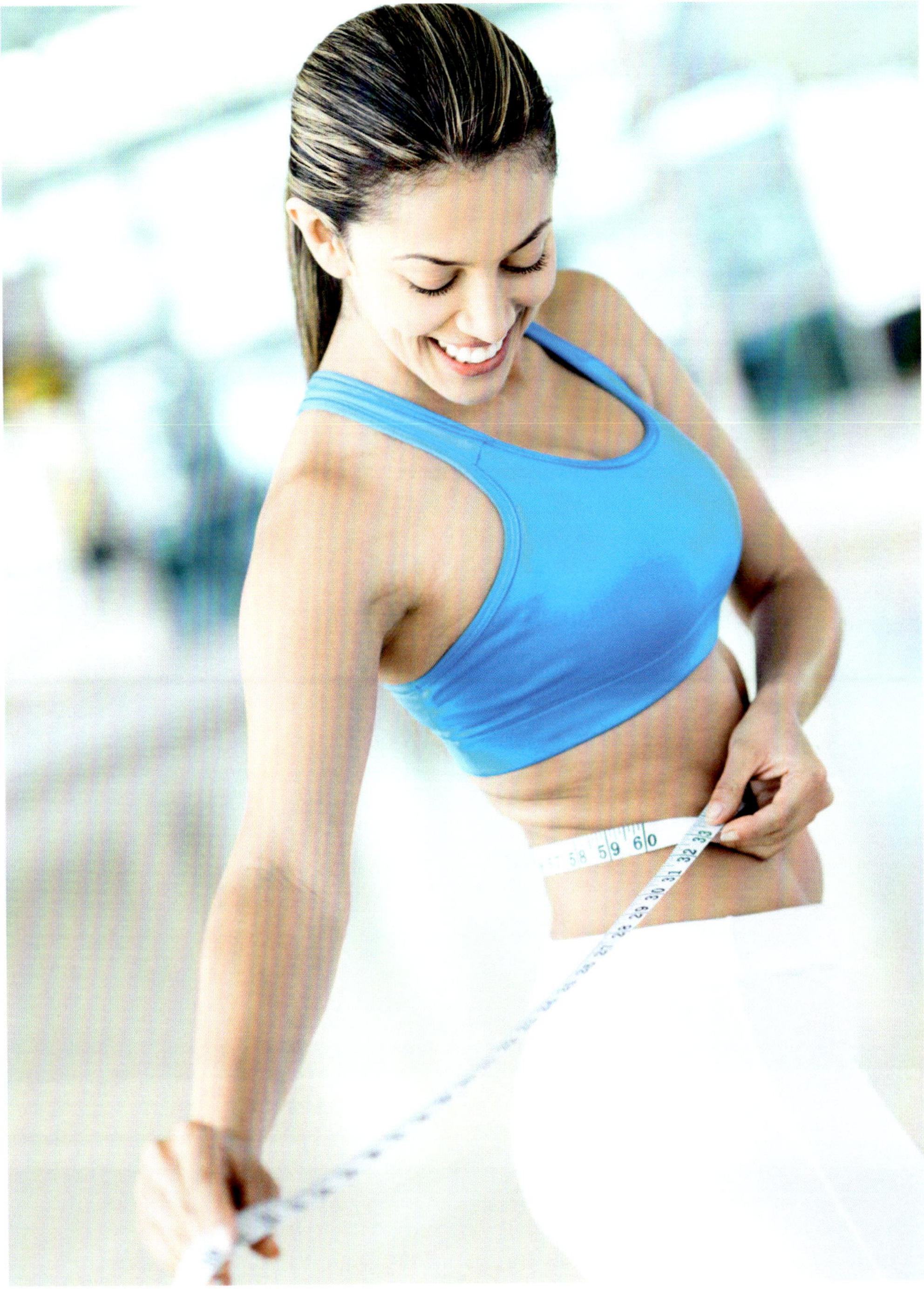
58 59 60
28 29 30 31 32 33

ger Tage ein. Studien haben gezeigt, dass Fasten die Laune verbessert und für gute Stimmung sorgt. Woran das liegt? Beim Fasten schüttet der Körper jede Menge Botenstoffe aus, die mit der Stimmung zusammenhängen: Endorphine, Dopamin und Serotonin. Die Konzentration von „Glückshormonen" steigt an und macht Sie insgesamt ausgeglichener und fröhlicher.

Ihre Stimmung lässt sich zusätzlich durch Bewegung aufhellen. Vielleicht haben Sie auch schon festgestellt, dass Sie sich nach dem Training glücklicher fühlen. Auch wenn die Muskeln schmerzen, so ist die Laune doch deutlich besser. Die Laune hebt sich übrigens schon, wenn Sie spazieren gehen. Stoffwechsel und Lymphsystem werden angeregt und der Körper insgesamt besser durchblutet. Zudem verbrauchen Sie einige Kalorien, schon das hebt merklich die Stimmung. Aber es gibt noch weitere messbare Tatsachen. Während Sie sich bewegen, schüttet der Körper Botenstoffe aus, darunter die bekannten „Glückshormone". Und – durch Sport wird die Ausschüttung von Stresshormonen, insbesondere dem Cortisol, reduziert.

Um Stress abzubauen und gleichzeitig abzunehmen, sind Entspannungstechniken hilfreich. Meditation, Yoga und Achtsamkeitsübungen lassen den Cortisolspiegel sinken und helfen sogar dabei, die Konzentration zu verbessern. Bei verschiedenen Techniken kann die körperliche Entspannung auch geistige Entspannung bewirken. Am besten wählen Sie für sich die Technik aus, bei der Sie sich wohlfühlen und den Eindruck haben, dass Sie nach dem Training ausgeglichen und relaxt sind. Probie-

## Eine Sache der Hormone

Cortisol ist ein körpereigenes Hormon, das oft auch als „Stresshormon" bezeichnet wird. Es ist an diversen Stoffwechselvorgängen beteiligt. Ein dauerhaft zu hoher Cortisolspiegel kann u. a. die Nervenzellen im Hippocampus – einem Teil des Gehirns – schädigen. Außerdem wird der Fettabbau gehemmt und, vereinfacht gesagt, wächst das Bauchfett mit der vermehrten Ansammlung von Cortisol, also bei Stress. Deshalb ist Stressvermeidung und Stressabbau, z. B. durch Sport, beim Abnehmen immens wichtig.

### Fasten macht schlau

**Wer fastet, beeinflusst den BDNF-Spiegel positiv. Der Wachstumsfaktor BDNF (Brain-Derived Neurotrophic Factor) stärkt die Synapsen und regt die Bildung neuer Nervenzellen an. Produziert wird das Hormon auch beim Sport. Deshalb sind Intervallfasten und Bewegung ein schlagkräftiges Duo für Gehirn und Konzentration. Wissenschaftler untersuchen den Zusammenhang in Bezug auf Prävention und Therapie von Alzheimer, um herauszufinden, ob BDNF tatsächlich den kognitiven Abbau bremsen kann.**

ren Sie Pilates, Tai-Chi oder Qigong oder nehmen Sie an einem Kurs der progressiven Muskelentspannung nach Jacobsen teil. Viele Fitnessstudios, aber auch Vereine, bieten kostengünstige Entspannungsprogramme an. Einige Gesundheitskurse werden auch durch die gesetzlichen Krankenkassen bezuschusst.

Wissenschaftler haben zudem gezeigt, dass zeitweiliges Fasten sogar Auswirkungen auf das Gehirn hat. So soll ein Hormon, das den Appetit reguliert, auch das Wachstum neuer Hirnzellen fördern. Im Tierversuch mit Mäusen deutet sich an, dass sich das Hormon Ghrelin positiv auf die Denkleistung und Konzentration auswirkt. Zudem wird vermutet, dass auch das Immunsystem vom Fasten profitiert. Bestimmte Entzündungsmarker im Blut werden reduziert, auch ohne dass sich das Körpergewicht verändert. So wird angenommen, dass das Immunsystem das Gemüt beeinflusst. Da Entzündungsbotenstoffe die Laune drücken und die Konzentration stören, scheint hier ein Zusammenhang zu bestehen.

## Gut für Blutwerte, Stoffwechsel und Immunsystem

Während des Fastens, das gilt auch für kurze Fastenzeiten wie beim Intervallfasten, verringern sich entzündliche Prozesse im Körper, die Blutwerte verbessern sich und der Cholesterinspiegel sinkt. Das ist deshalb so bemerkenswert, da es sich hier um eindeutige positive Veränderungen handelt. Gerade Blutdruck, Blutzuckerspiegel und Cholesterin sind Werte, die dauerhaft aus dem Gleichgewicht gebracht, für zahlreiche Zivilisationskrankheiten verantwortlich gemacht werden. Das sind

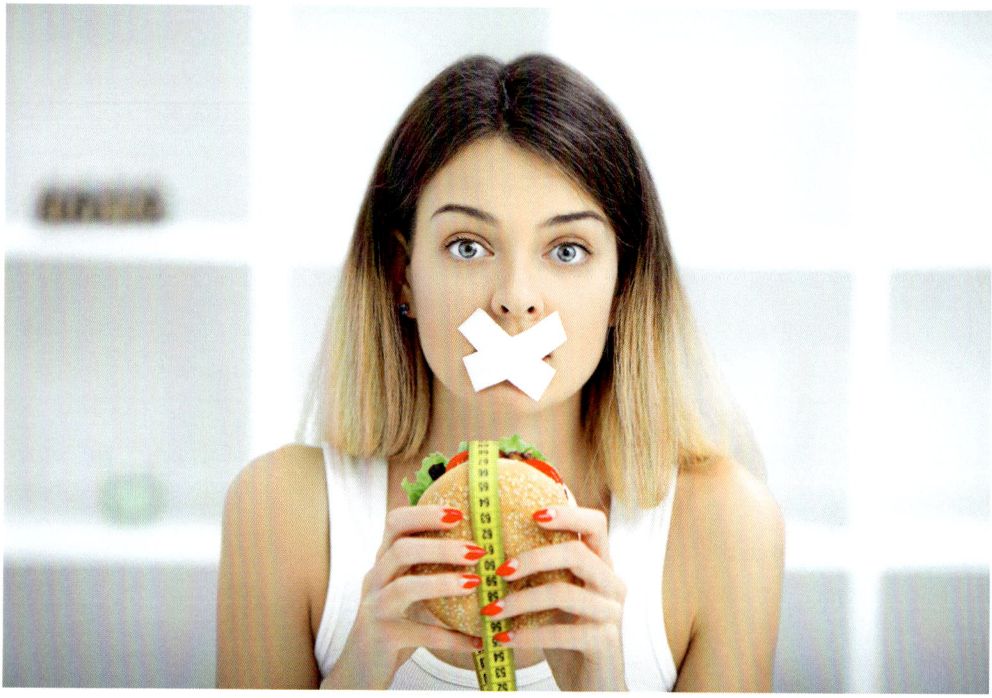

Krankheiten, die u. a. im Zusammenhang mit ungesunder Ernährung, kombiniert mit Bewegungsmangel in Industrieländern auftreten. Verursacht werden sie durch einen ungesunden Lebensstil, zu dem neben falscher Ernährung und fehlender Bewegung auch Stress, Alkohol- und Nikotinkonsum sowie verschiedene äußere Einflüsse wie Lärmbelastung und Umweltgifte gehören.

Ein weiterer Vorteil des Fastens: Es stimuliert zelleigene Regenerationsprozesse. Damit Sie den Nutzen der Fastenphase voll ausschöpfen, halten Sie sich bitte immer an die empfohlene Kalorienbeschränkung pro Tag – für Frauen ca. 500 Kilokalorien, für Männer ca. 600 Kilokalorien. Mit der Zeit pegelt sich Ihr Stoffwechsel auf die Fastenstunden bzw. -tage ein und eventuelle Hungergefühle schwinden. Machen Sie sich bewusst, dass das Fasten den Kreislauf der Insulinresistenz durchbricht. Mit der Auswahl geeigneter Nahrungsmittel lässt sich ein hoher Insulinspiegel zwar verhindern, dennoch wird die Insulinproduktion steigen. Senken können Sie ihn nur, indem Sie vollständig auf Nahrungsmittel verzichten – also fasten. Das gelingt ideal mit Intervallfasten. Im Tierversuch mit Mäusen zeigte sich, dass Alternate Day Fasting den Stoffwechsel der Tiere so beeinflusste, dass ein beginnender Typ-2-Diabetes verhindert wurde. Aktuelle Studien zum Intervallfasten befassen sich mit der Vorbeugung von Herz-Kreislauf-Erkrankungen sowie neurologischen Krankheiten. Dazu gehört auch Demenz.

Blutfette, Blutzuckerwerte und Leberwerte bei Fettleber verbessern sich häufig beim Intervallfasten. Reduzieren Sie den Bauchumfang – also das ungesunde Bauchfett –, beeinflussen Sie damit gleichzeitig die Risikofaktoren für Herz-Kreislauf-Erkrankungen. Denken Sie hier nur an das Insulin. Das ist ein lebenswichtiges Hormon, das in der Bauchspeicheldrüse gebildet wird. Es sorgt dafür, dass Glukose als Brennstoff aus dem Blut in die Körperzellen transportiert wird und senkt dadurch den Blutzuckerspiegel. Sind die Zellen aber weniger empfindlich für Insulin, hat das zur Folge, dass der Stoffwechsel immer mehr Insulin benötigt. Ist der Insulinspiegel ständig erhöht, wirkt sich das auch auf den Fettstoffwechsel aus. Denn

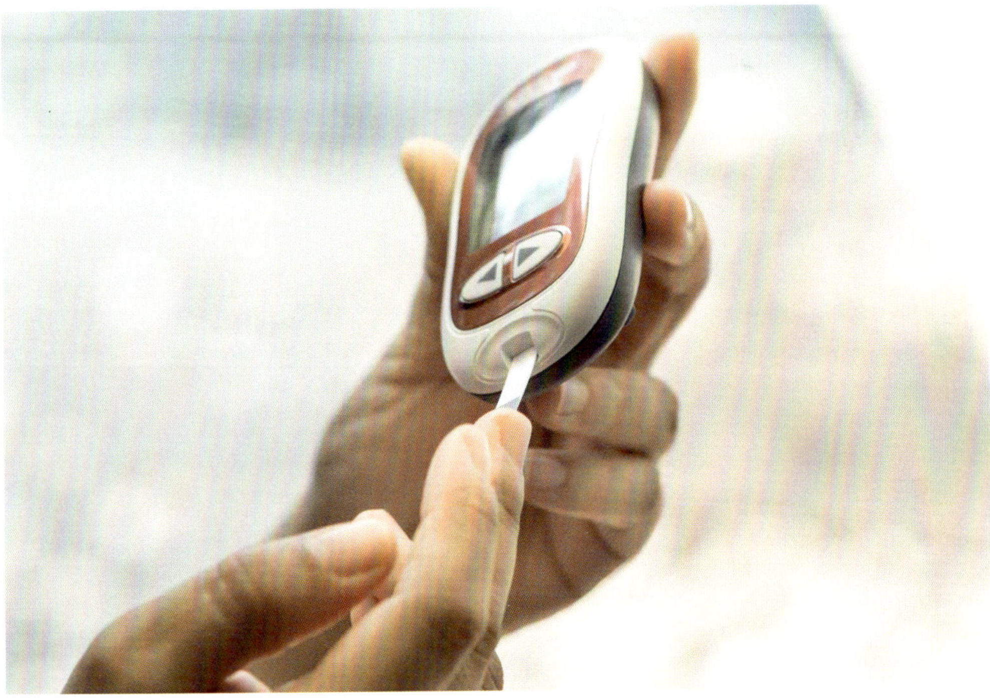

wenn viel Insulin im Körper kursiert, wird mehr Fett eingelagert. Das liegt daran, dass der Körper kein Fett mehr verbrennt, sondern Fettzellen aufbaut und damit Gewicht. So kommt es zum Übergewicht. Verkürzt gesagt: Viel Insulin macht dick. So kann Insulinresistenz zu hohen Blutfettwerten beitragen und zudem Bluthochdruck begünstigen.

Essen Sie gerne und viel leicht verwertbare Kohlenhydrate, halten Sie die Bauchspeicheldrüse im Dauerbetrieb. Zu diesen Kohlenhydraten zählen u. a. Haushaltszucker, Fruchtsäfte, Weißbrot & Co. Dadurch ist der Insulinspiegel ständig erhöht und Ihr Körper baut eher Fett auf. Um das zu verhindern und Ihre Werte wieder in den Normbereich zu bringen, sind komplexe Kohlenhydrate vorteilhaft. Diese sind vor allem in Vollkornprodukten, Hülsenfrüchten und Gemüse zu finden. Sie werden vom Körper langsamer aufgespalten und der Blutzuckerspiegel steigt nur langsam. Diese Vorteile verbinden Sie beim Intervallfasten mit den Vorteilen des Fastens, denn wenn Sie zwischen den Mahlzeiten ausreichende Pausen – Fastenzeiten – einlegen, kann sich Ihre Bauchspeicheldrüse erholen und der Körper auf Fettverbrennung schalten.

Übrigens: Bewegung verbraucht Zucker. Muskeln haben selbst im Ruhezustand – also wenn Sie z. B. schlafen – einen höheren Energieverbrauch als das Fettgewebe. Am besten kombinieren Sie also sättigende, ballaststoffreiche Kost mit Ausdauer- und Krafttraining. Dann profitieren Sie gleich mehrfach: verbesserte Werte und eine optimierte Figur sowie die Vermeidung von Zivilisationskrankheiten.

## Die 4-Stunden-Regel beim Intervallfasten

Ob bei der 6-Stunden- oder 8-Stunden-Essensphase: Zwischen den einzelnen Mahlzeiten sollten Sie möglichst 4 Stunden nicht essen. Versuchen Sie, Zwischenmahlzeiten und Snacks zu vermeiden. So vermeiden Sie die Blutzucker-Achterbahnfahrt und damit verbundene Heißhungerattacken. Der Insulinspiegel kann sich so beruhigen und ist nicht ständig erhöht.

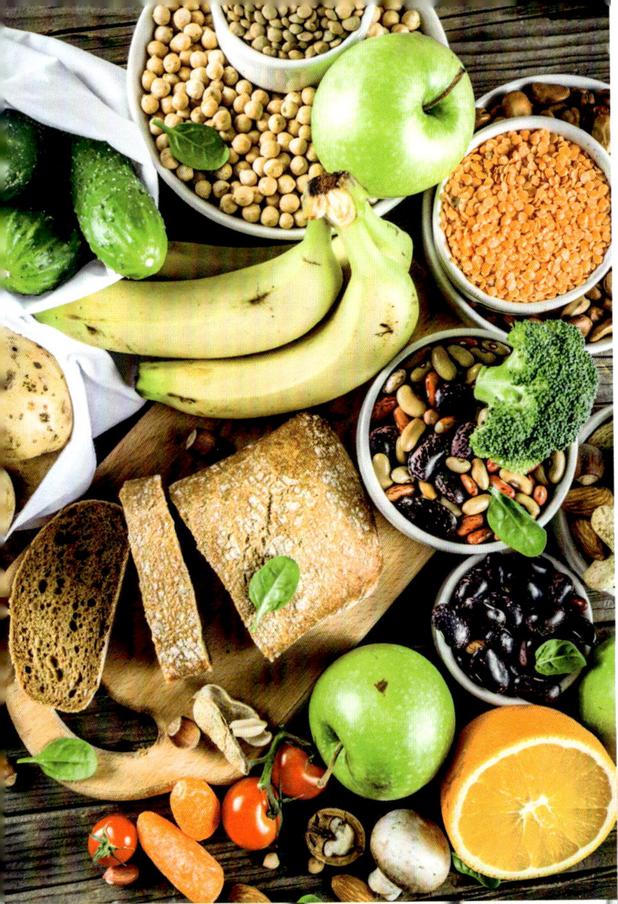
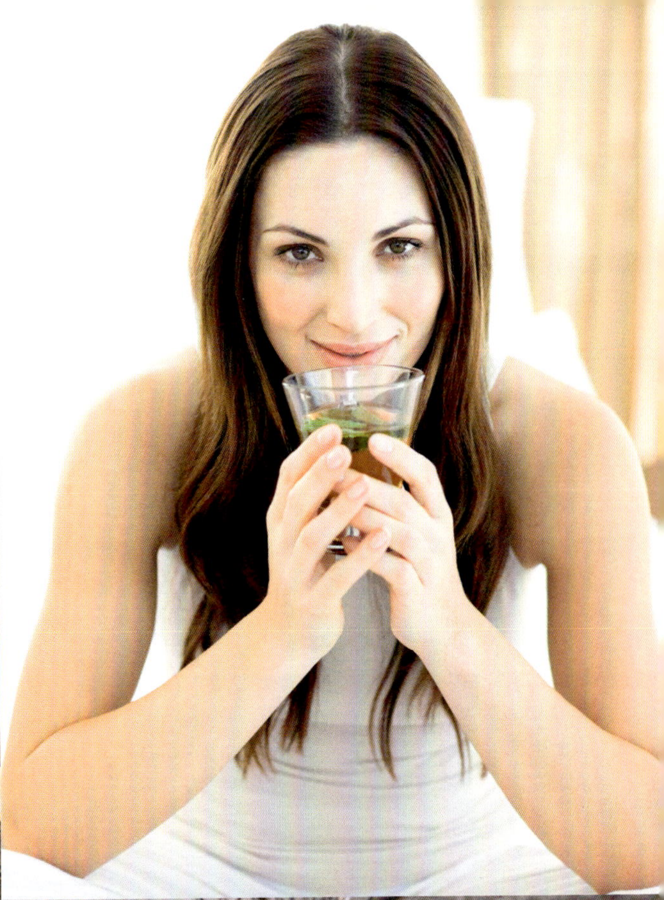
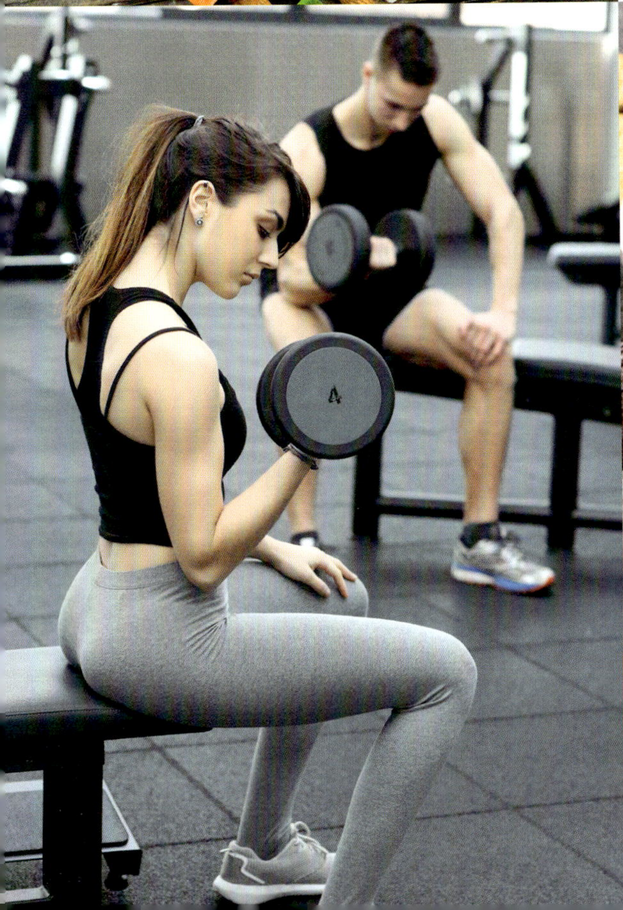
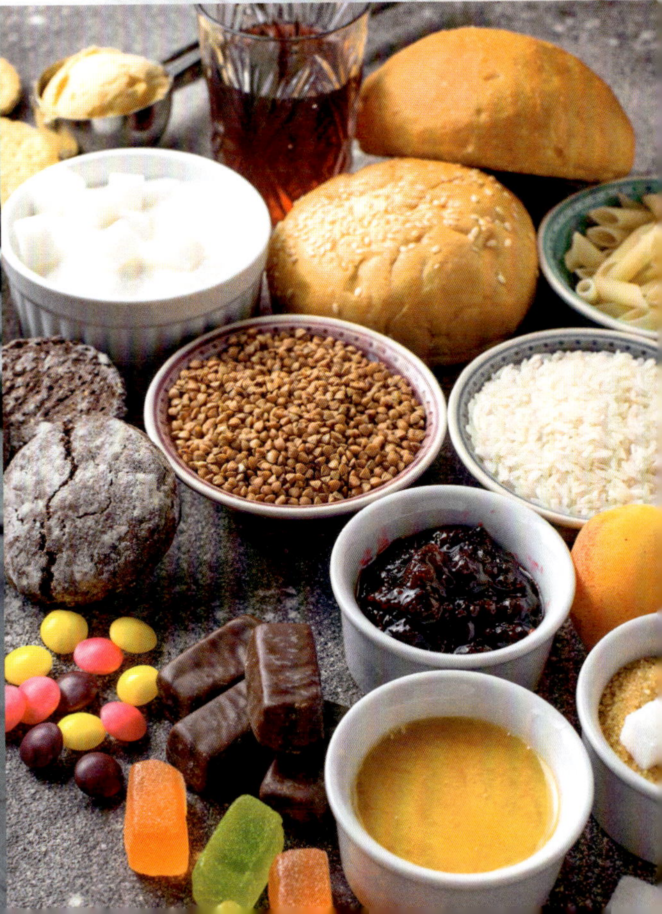

# Welche Intervallfastenmethoden gibt es?

Wer keine ganzen Tage fasten will, hat die Möglichkeit, auch nur stundenweise zu fasten und den Tag in Fastenphase und Essensphase aufzuteilen. Bei dieser Methode planen Sie also längere Essenspausen in Ihren Tagesablauf ein. Die Abnehmerfolge bei der 16:8-Methode sind eher moderat, bei der 18:6-Methode fallen sie schon deutlicher aus. Die Umsetzbarkeit ist jedoch bei beiden Fastenmethoden sehr einfach. Ein besonderer Vorteil: Sie sind bei der Auswahl der Fasten- und Essensphasen ganz flexibel und können sie so planen, dass sie bequem in Ihren Alltag passen. Hören Sie einfach auf Ihren Körper und schauen Sie, welches Konzept am besten für Sie passt.
Bei der 5:2-Methode ist etwas Disziplin gefragt. Sie ist geeignet für Menschen, die mit Fastentagen keine Probleme haben und die Tage frei wählen wollen. Hier fasten Sie 2 Tage in der Woche, die restlichen 5 Tage dürfen Sie ganz normal essen. Die Fastentage können Sie auf einen beliebigen Tag in der Woche legen oder auch direkt nacheinander einplanen. Das macht die 5:2 Diät recht flexibel.
Disziplinierte Menschen, die bereit sind, auf manches zu verzichten, wählen das alternierende Fasten. Ohne Disziplin funktioniert diese Methode nämlich nicht. Hier dürfen Sie abwechselnd genießen und fasten, also quasi „wechselfasten". Einen Tag essen, einen Tag fasten, und zwar im 2-Tage-Rhythmus. Wer das durchhält, wird mit raschem Gewichtsverlust belohnt.

## Die 16:8-Methode

Hier heißt es 8 Stunden essen und 16 Stunden fasten. In den 8 Stunden können Sie sich nach Belieben satt essen. Welche 8 Stunden Sie einplanen, bleibt Ihnen überlassen. Ernährungsmediziner sind sich nicht einig, ob es vorteilhafter ist, das Frühstück oder das Abendessen wegzulassen. Am besten suchen Sie sich deshalb Ihren eigenen Rhythmus. Sind Sie der Frühstückstyp, d. h. ohne ein ordentliches Frühstück starten Sie nicht in den Tag, dann gönnen Sie sich das einfach. In Ihrem Fall hieße das, Ihre letzte Abendmahlzeit ist vor 17 Uhr, dann können Sie am nächsten Morgen um 9 Uhr wieder frühstücken. Zwischen den einzelnen Mahlzeiten sollten etwa 4 Stunden Pause liegen. Das macht diese Methode recht flexibel,

## Durchhaltetipps

- Für Frühstückstypen: Starten Sie mit einem ausgewogenen Frühstück in den Tag und essen Sie sich tagsüber bis zum späten Nachmittag satt. Die Abendmahlzeit lassen Sie ausfallen.
- Für Liebhaber von Abendessen: Starten Sie morgens mit Tee oder Kaffee in den Tag und essen Sie bspw. zwischen 13 und 21 Uhr. Anschließend folgen 16 Fastenstunden.
- Kaffee ohne Zucker ist ideal. Fällt es Ihnen aber schwer, auf Milch im Kaffee zu verzichten, dann setzen Sie sich nicht unter Druck. Zwar enthält Milch Milchzucker – und dieser stoppt wie alle Zucker die Fettverbrennung, aber mit einem kleinen Schuss Milch wird Ihr Abnehmerfolg nicht geschmälert. Vielleicht gewöhnen Sie sich mit der Zeit an schwarzen Kaffee?
- Geben Sie sich Zeit: Ihr Körper muss sich an Phasen ohne Essen erst gewöhnen. Fällt Ihnen das Weglassen des Frühstücks schwer, probieren Sie es mit einem Glas Wasser nach dem Aufstehen. Damit es besser schmeckt, geben Sie Zitronenscheiben oder etwas Minze dazu.
- Wasser schmeckt Ihnen nicht? Dann rechnen Sie einmal Folgendes: 1 Glas Orangensaft hat ca. 100–150 Kilokalorien. Wenn Sie stattdessen Wasser trinken, bauen Sie alleine dadurch in einem Jahr ca. 5 Kilo Körperfett ab. Klingt das nicht super?

denn auch 3 Hauptmahlzeiten sind möglich. Wichtig ist nur, dass Sie die 16 Stunden Essenspausen einhalten. Mit längeren Fastenpausen wird der Abnehmerfolg größer. Kommen Sie gut mit 16 Fastenstunden klar, dann probieren Sie doch die 18:6 Methode, d. h. 18 Stunden fasten und 6 Stunden zum Essen.

Die 16:8 Methode lässt sich prima über einen langen Zeitraum durchhalten. Hier können Sie wie gewohnt Ihre Hauptmahlzeiten essen oder sich nach Lust und Laune auf 2 Mahlzeiten beschränken. Sie haben ein recht großes Zeitfenster zum Essen zur Verfügung, sodass der Verzicht insgesamt nicht schwerfällt. Allerdings nehmen Sie mit diesem Konzept weniger rasch ab. Um Ihr Gewicht zu halten, sind die 16 Stunden Fasten ebenfalls ideal.

### Die 18:6-Methode

Ähnlich wie bei der 16:8 Methode planen Sie auch hier längere Essenspausen ein. Die 18:6 Methode ist auch als Dinner-Cancelling bekannt, d. h. das Abendessen fällt hier aus. Sie fasten 18 Stunden und dürfen an 6 Stunden des Tages essen. Ihre letzte Mahlzeit planen Sie für den späten Nachmittag. Da Sie auch hier an die 4 Stunden Mindestabstand zwischen den Mahlzeiten denken sollten, reicht die Zeit also nur für 2 Mahlzeiten am Tag. Das kann eine größere Umgewöhnung bedeuten, je nachdem, wie Sie bisher Ihren Tagesablauf gestaltet haben. Macht es Ihnen nichts aus, auf das Abendessen zu verzichten, können Sie diese Methode durchaus ausprobieren. Ist in Ihrer Familie das Abendessen die einzige gemeinsame Mahlzeit des Tages, kann es allerdings problematisch werden. Entscheiden Sie selbst, ob sich diese Methode problemlos in Ihrem Alltag integrieren lässt.
Ist es für Sie aufgrund Ihrer Familienkonstellation schwierig, das Abendessen wegzulassen? Wenn Sie ansonsten gut mit den 16 Fastenstunden klarkommen, probieren Sie die 6:18 Variante. Hier verzichten Sie nicht auf das Abendessen, sondern auf das Frühstück. Vielen fällt diese Variante sogar leichter, da sie nach dem Aufstehen sowieso weniger Appetit haben.

## Durchhaltetipps

- Es fällt Ihnen schwer, sich auf 2 Mahlzeiten zu beschränken? Wenn Sie auf Snacks nicht verzichten können, greifen Sie zu ein paar Nüssen oder naschen Sie einige Beeren. Zwischenmahlzeiten sollten jedoch wirklich die Ausnahme bleiben, denn sie lassen den Insulinspiegel ansteigen und können Heißhungerattacken verursachen.
- Eine gute Alternative zu Kaffee ist grüner oder schwarzer Tee. Lassen Sie aber unbedingt die Süßstoffe weg. Zwar enthalten sie keine oder kaum Kalorien, dennoch fördern sie den Appetit.
- Sie haben Lust auf Süßes? Dann stillen Sie Ihre Lust mit einem kleinen Stückchen hochwertiger dunkler Schokolade. Was auch hilft: Walnüsse oder Kürbiskerne knabbern.

Morgens können Sie dann wie gewohnt Kaffee trinken – möglichst ohne Zucker und Milch, dann essen Sie mittags z. B. gegen 14 Uhr und nehmen Ihre Abendmahlzeit um ca. 19 Uhr zu sich. So können Sie wie gewohnt im Kreise Ihrer Familie das Abendessen genießen.

### 5:2-Methode

An 5 Tagen in der Woche dürfen Sie wie gewohnt essen. 2 Tage in der Woche gibt es leichte Mahlzeiten, sodass Sie an jedem Tag ca. 500–600 Kilokalorien zu sich nehmen. Achten Sie an diesen Fastentagen auf eiweißreiche und sättigende Lebensmittel. Zu welchem Zeitpunkt Sie diese essen, bleibt Ihnen überlassen. Sie können Frühstück, Mittag und Abendessen einplanen oder sich nur auf 1 oder 2 Mahlzeiten beschränken. Als Getränke sind Wasser oder ungesüßte Tees ideal. So halten Sie den Flüssigkeitshaushalt des Körpers im Gleichgewicht und fühlen sich trotz verringerter Kalorienzufuhr wohl.

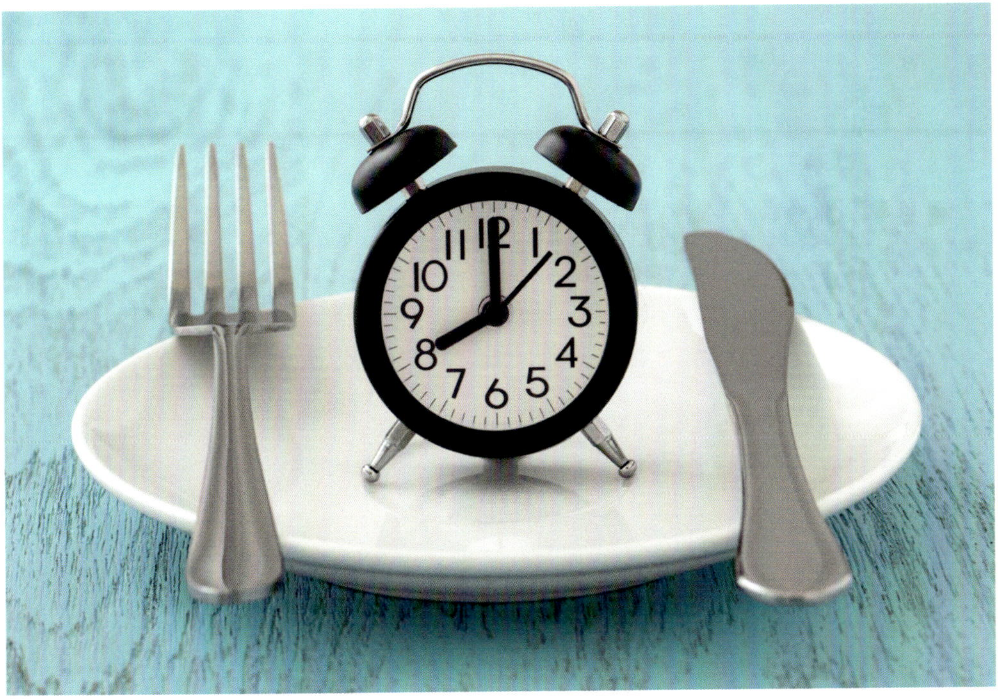

Wenn Sie sich fragen, wie Sie mit 500–600 Kilokalorien satt werden sollen, keine Sorge, das funktioniert. Es gibt ein paar kleine Tricks, wie Sie Ihr Hungergefühl an den Fastentagen überlisten. Essen Sie möglichst kohlenhydratarm und eiweißreich. Mit Eiweiß beeinflussen Sie den Insulinausstoß nur gering und bleiben über Stunden satt. Greifen Sie zu Hülsenfrüchten, Fleisch und Fisch und bevorzugen Sie Eier, Nüsse, Milch- oder Sojaprodukte.

Im Alltag lässt sich diese Methode durchaus über längere Zeit praktizieren. Die Fastentage planen Sie je nach Ihrer persönlichen Situation beliebig ein. Da Sie auch an den Fastentagen etwas essen dürfen, ist die 5:2-Methode für viele Menschen gut geeignet.

Die Fastenmahlzeiten können Sie so aufteilen, wie Sie möchten, mehr als 2 Portionen am Tag sind aber nicht ideal. Bei 1 bis 2 Portionen am Tag ist der Sättigungseffekt höher und das Durchhalten fällt somit leichter. Vermeiden Sie außerdem an den Fastentagen schnell verdauliche Kohlenhydrate wie Weizenbrot, Nudeln und Zucker. Eiweißreiche Lebensmittel sättigen nämlich länger.

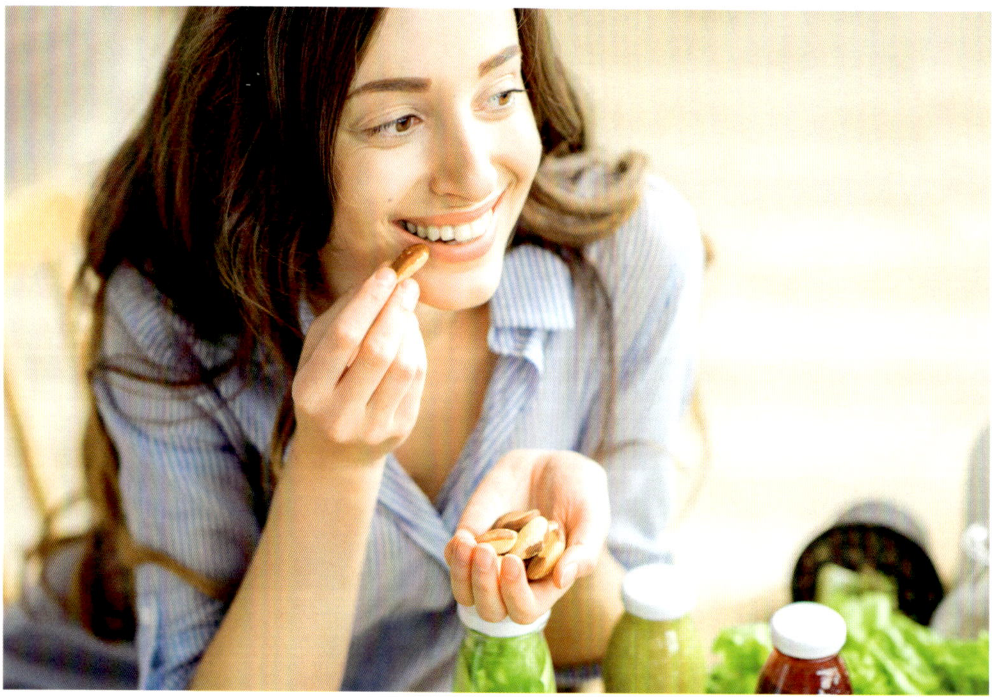

## Kann ich mich nach dem Fasten satt essen?

Genießen Sie die nächste Mahlzeit nach der Fastenphase ganz entspannt. Essen Sie so lange, bis sich ein angenehmes Sättigungsgefühl einstellt. Um es zu erkennen, hilft es, langsam und genussvoll zu essen. Schauen Sie währenddessen fern oder lenken Sie sich anderweitig vom Essen ab, werden Sie mit großer Wahrscheinlich den Zeitpunkt verpassen, an dem Sie satt sind. Extreme Kalorienorgien sollten Sie ebenso meiden. Intervallfasten heißt nicht Fasten und Völlerei, sondern einfach Fasten und normal essen.

### Alternierendes Fasten

Fasten und normale Essenstage wechseln sich hier ab. Also beispielsweise Montag fasten, Dienstag essen, Mittwoch fasten, Donnerstag essen. An den Fastentagen können Sie rund 500 Kilokalorien zu sich nehmen. Möchten Sie radikaler fasten, essen Sie an diesen Tagen gar nichts. So nehmen Sie zwar schneller ab, allerdings ist das Null-Kalorien-Fasten für viele schwerer durchzuhalten. Für die Essenstage gibt es keine Vorgaben. Sie dürfen nach Lust und Laune essen, bevorzugt genügend Gemüse, Eiweißquellen und frische Produkte. So entsteht im Verlauf der Woche eine negative Kalorienbilanz und Sie verlieren Gewicht. Funktionieren kann das allerdings nur, wenn Sie an jedem der Tage diszipliniert sind. Essen Sie an Tag 1 – dem Essenstag – im Übermaß und nehmen Sie es an den Fastentagen mit der Kaloriengrenze nicht so genau, wird das Kaloriendefizit unter Umständen nicht ausreichen, um abzunehmen. Deshalb ist diese Methode wirklich nur für diejenigen geeignet, die keine Probleme damit haben, sich täglich an die Regeln zu halten. Bei strikter Umsetzung verlieren Sie schnell Gewicht. Im Alltag ist die Methode wenig flexibel, denn die Fastentage müssen hier mit eingeplant werden. Doch auch an diesen Tagen müssen Sie nicht streng fasten. Erlaubt sind kalorienfreie Getränke wie Wasser, Tee und schwarzer Kaffee sowie fettfreie Gemüsebrühe und eiweißreiche Lebensmittel wie Quark, Fisch und Fleisch und Gemüse.
Für das Durchhalten gibt es ein paar Tipps: Nehmen Sie sich zu Beginn nicht zu viel vor. Beginnen Sie an den Fastentagen mit 500–600 Kilokalorien und teilen Sie diese auf 1 oder 2 Mahlzeiten auf.

# Die richtige Ernährung beim Intervallfasten

Im Grunde genommen können Sie beim Intervallfasten essen, was Ihnen schmeckt. Es gibt keine Einschränkungen und auch keine Verbote. Wer sich jedoch etwas mit gesunder Ernährung auseinandersetzt, erkennt schnell, dass sie viele Vorteile mit sich bringt. Denn eine gesunde Ernährung bringt Energie, unterstützt das Immunsystem, fördert Abnehmerfolge und trägt insgesamt zu mehr Wohlbefinden bei. Außerdem sättigen Gemüse und Obst, mageres Eiweiß, gesunde Fette und komplexe Kohlenhydrate besser als fett- und zuckerhaltige Snacks und Fast Food. Wer beim Intervallfasten also mehr Erfolge feiern und sich dabei auch noch ausgeglichener und voller Energie fühlen möchte, sollte seine Ernährung umstellen.

Beim Intervallfasten müssen Sie übrigens keine Kalorien zählen. Vielmehr sollen Sie ein Verständnis dafür entwickeln, welche Mengen Sie zu sich nehmen können, um nicht zuzunehmen bzw. um Ihr Gewicht zu halten oder zu verringern. Am An-

## Tipps gegen Heißhunger

Meiden Sie Zucker und Produkte, die künstliche Zuckerzusätze wie Aspartam, Saccharin und Sucralose enthalten. Süßigkeiten und Produkte aus Weißmehl wie Brötchen, Kuchen und Kekse lassen Ihren Blutzucker steil ansteigen und die Bauchspeicheldrüse schüttet Insulin aus. Dann dauert es gar nicht lange und der Blutzuckerspiegel sinkt wieder. Ihr Körper signalisiert also aufs Neue „Heißhunger!“. So beginnt der Kreislauf von vorn. Um das zu vermeiden, wählen Sie am besten Nahrungsmittel mit niedriger Blutzuckerwirkung: Gemüse und Salate, Hülsenfrüchte wie Linsen, Bohnen und Kichererbsen, Obst wie Beeren sowie Nüsse und Mandeln. Gesunde Fette bekommen Sie aus Avocado, Mandel- oder Sesammus und aus qualitativ hochwertigen Ölen. Wenn der Heißhunger gar nicht vergehen will, helfen Bitterstoffe. Sie verändern blitzschnell das Geschmacksempfinden und die Lust auf Süßes vergeht. Zwar enthalten bittere Lebensmittel wie Pampelmusen, Artischocken oder Löwenzahn ebenfalls Bitterstoffe, das reicht aber nicht aus, sodass Sie besser auf Bitterstoff-Konzentrate zurückgreifen sollten. Diese sind in Apotheken erhältlich.

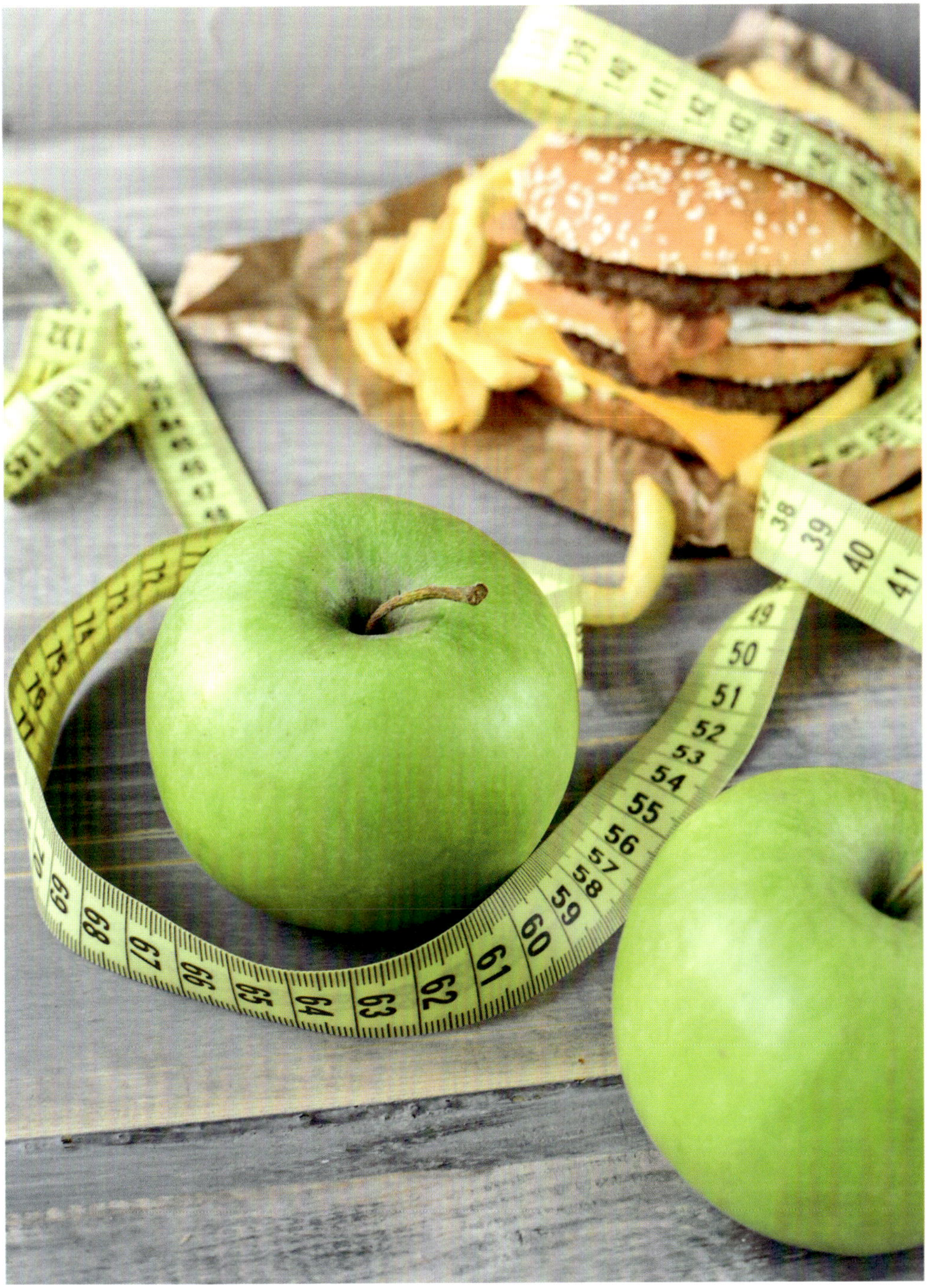

fang kann es jedoch ratsam sein, für kurze Zeit die Kalorien seiner Mahlzeiten zu zählen. Führen Sie die ersten zwei bis drei Wochen ein Ernährungstagebuch und zählen Sie die Kalorien währenddessen sehr genau. So entwickeln Sie ein Gespür für Portionsgrößen und Energiedichte. Langfristig gesehen ist ein Ernährungstagebuch beim Intervallfasten jedoch nicht nötig. Wer sich damit jedoch sicherer fühlt und sich einen besseren Überblick über seine tägliche Nahrungszufuhr wünscht, kann Kalorienzählen und Intervallfasten gut kombinieren.

## Low Carb für anhaltende Sättigung

Möchten Sie auch während der Fastenphase kleine Mengen essen, kann es sich lohnen, Low Carb auszuprobieren. Der Vorteil: So nehmen Sie nur wenige Kohlenhydrate zu sich und schonen den Insulinspiegel. Außerdem machen eiweißreiche Lebensmittel und hochwertige Fette angenehm satt. Kombinieren Sie dazu noch die guten Ballaststoffe aus Gemüse, werden Sie sich schon bald auf die Fastenphasen freuen.

Low Carb bedeutet, weniger Kohlenhydrate zu essen und dafür den Anteil an Eiweiß und Fett zu erhöhen. Fett sorgt für ein längeres Sättigungsgefühl und der höhere Eiweißanteil verhindert den unerwünschten Muskelabbau. Letzteres ist deshalb so wichtig, da die Muskeln wichtig für den Grundumsatz sind. Zudem

### Was darf ich an den Fastentagen essen?

Je nach Intervallfasten-Konzept dürfen Sie in der Fastenphase 500–600 Kilokalorien zu sich nehmen. Damit Sie mit dieser Kalorienmenge angenehm satt sind, lohnt es sich, auf Low-Carb-Gerichte zu setzen. Essen Sie nämlich kohlenhydratarm, werden Heißhungerattacken vermieden und der Blutzucker bleibt stabil. Zudem kann die Insulinempfindlichkeit verbessert werden. Forscher vermuten, dass das an den Ballaststoffen und sekundären Pflanzenstoffen liegt, die Sie mit pflanzenbasierter Kost wie Gemüse, Nüssen, Hülsenfrüchten und Olivenöl zu sich nehmen. Auch empfehlenswert: Eier, Fleisch und Fisch.

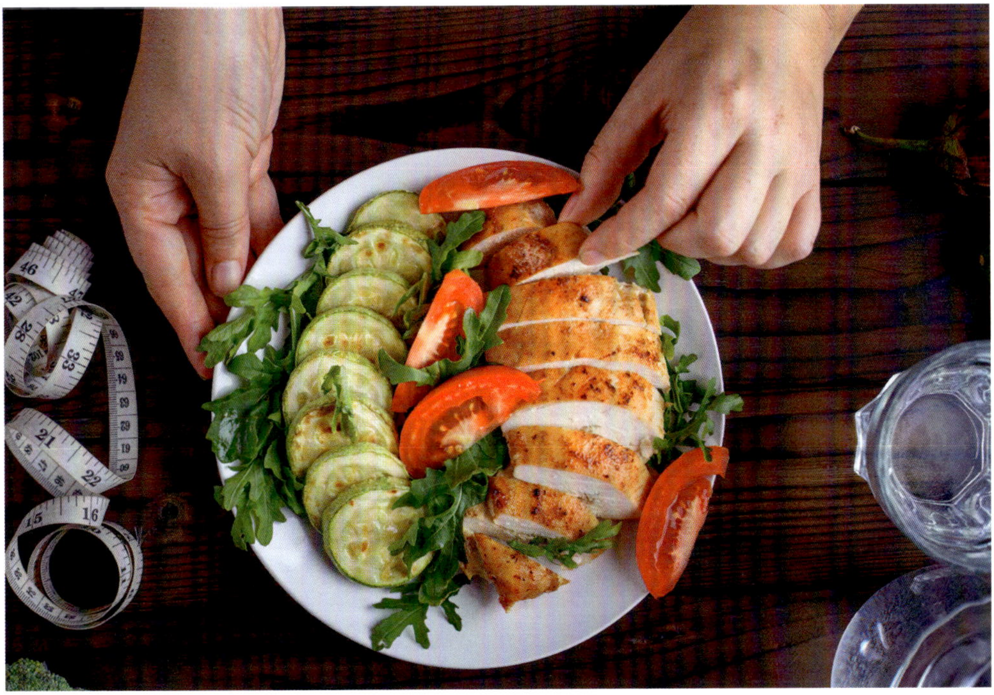


macht Eiweiß auch länger satt. Eiweiße, auch Proteine genannt, sind neben Kohlenhydraten und Fetten ein Hauptnährstoff, den der Körper braucht. So sind Eiweiße neben vielen anderen Aufgaben an der Bildung von Muskeln und Knochen beteiligt, transportieren Fett und Sauerstoff und reparieren defekte Zellen.
Viel Eiweiß steckt in Eiern, Quark und Käse. Ebenso in Fleisch, Hülsenfrüchten, Nüssen und Mandeln. Grundsätzlich enthalten Eiweiße tierischen und pflanzlichen Ursprungs alle neun essenziellen Aminosäuren. Allerdings nicht immer alle auf einmal. Deshalb ist es empfehlenswert die Eiweißlieferanten abwechslungsreich zu kombinieren und immer wieder neue Rezepte auszuprobieren. Als gesünder sehen Experten den Verzehr von Eiweiß pflanzlichen Ursprungs, denn diese enthalten viele Ballaststoffe und sekundäre Pflanzenstoffe.
Viele fragen sich bei der Low-Carb-Ernährung, wie viel Eiweiß sie zu sich nehmen sollen. Gibt es eine Obergrenze? Wie viel Eiweiß ist gesund? Allgemein gesagt liegt der Proteinbedarf bei ca. 1 Gramm pro Kilo Körpergewicht am Tag. Für Sportler und Schwangere gelten etwas höhere Mengen. Diese Dosis verteilen Sie in der

## Intervallfasten und Sport

Schätzen Sie zum Start des Intervallfastens Ihren Ist-Zustand realistisch ein. Zwar hilft Sport beim Abnehmen, aber Sie sollten es zu Beginn nicht übertreiben. Ihr Körper braucht Zeit, um sich an die Fastenperioden zu gewöhnen. Natürlich ist es hilfreich, Intervallfasten mit Sport und Bewegung zu begleiten. Neben dem Abbau von Kalorien stärken Sie das allgemeine Wohlbefinden und fühlen sich allgemein nach einer Sporteinheit an der frischen Luft besser. Viele Fitnesstrainer empfehlen, nüchtern zu trainieren. So ist der Körper gezwungen, auf seine Reserven zurückzugreifen, und die Fettverbrennung wird optimiert.

Fastenphase am besten auf 2 Portionen, beispielsweise mittags einen Salat mit Sprossen und einer Hand voll Nüssen und abends gedünsteten Fisch mit Gemüse. Wenn Sie den Eiweißanteil in Ihrer Nahrung erhöhen, denken Sie bitte gleichzeitig daran, mehr zu trinken. Denn die Niere muss Harnstoff, das Hauptabbauprodukt des Proteins, ausscheiden. Durch mehr Flüssigkeit können die entstandenen Harnstoffe über den Urin ausgeschieden und die Nieren unterstützt werden. Nierenkranke Menschen sollten vor der Erhöhung der Eiweißzufuhr in jedem Fall ihren Arzt konsultieren.

Neben Eiweiß spielen auch Fette eine wichtige Rolle bei der kohlenhydratreduzierten Ernährung. „Fett macht fett“ gilt nämlich schon lange nicht mehr. Auch wenn sich diese These viele Jahrzehnte gehalten hat, zeigen neuere Erkenntnisse, dass gute Fette wichtig für den Körper, aber auch zum Abnehmen sind. Wichtig ist hierbei, dass es sich um gesunde Fette handelt. Außerdem spielt die richtige Kombination eine Rolle. Als Grundlage der Mahlzeiten wird viel Gemüse empfohlen, gerne zubereitet mit gutem Öl. Das schmeckt und sättigt, sodass Sie keinerlei Appetit mehr auf Kohlenhydrate aus Nudeln und Brot haben. Kombinieren Sie nämlich diese mit Fetten, wird sich das über kurz oder lang an Ihrem höheren Gewicht widerspiegeln.

Fette sind wichtig als Geschmacksträger und Sattmacher, aber auch zur Aufnahme von fettlöslichen Vitaminen und zur Bildung von Hormonen. Auch Muskeln und

Gehirn freuen sich über gesunde Fette als Energiequelle. Was aber sind gute und schlechte Fette? Auch beim Fett geht es um die Qualität. Produkte mit der Zutat „pflanzliches Fett, teilweise gehärtet" sollten Sie im Regal stehen lassen. Die teilweise gehärteten Fette aus industrieller Herstellung enthalten schlechte Transfettsäuren, die nach neuesten Erkenntnissen Herz- und Gefäßerkrankungen verursachen können. Besser ist es, auf ungesättigte Fette zurückzugreifen.

Einige ungesättigte Fette sind deshalb wichtig, weil sie der Körper nicht selbst herstellen kann. Dazu gehören vor allem die ungesättigten Fettsäuren wie Omega-3-Fettsäuren und Omega-6-Fettsäuren. Diese beiden sollten in Balance stehen. Das ist deshalb etwas schwierig, da auf unserem Speiseplan meist mehr Omega-6-Fettsäuren als Omega-3-Fettsäuren stehen. Bei den Ölen ist das ganz gut zu erkennen. Setzen Sie also in Zukunft beispielsweise weniger Sonnenblumenöl, Distelöl oder Sojaöl ein, denn diese Öle enthalten viel Omega-6-Fettsäuren. Optimal ist ein Verhältnis von 2:1, also doppelt so viel Omega-3-Fettsäuren wie Omega-6. Doch wo verstecken sich die guten Omega-3-Fettsäuren? Sie stecken in fetten Kaltwasserfi-

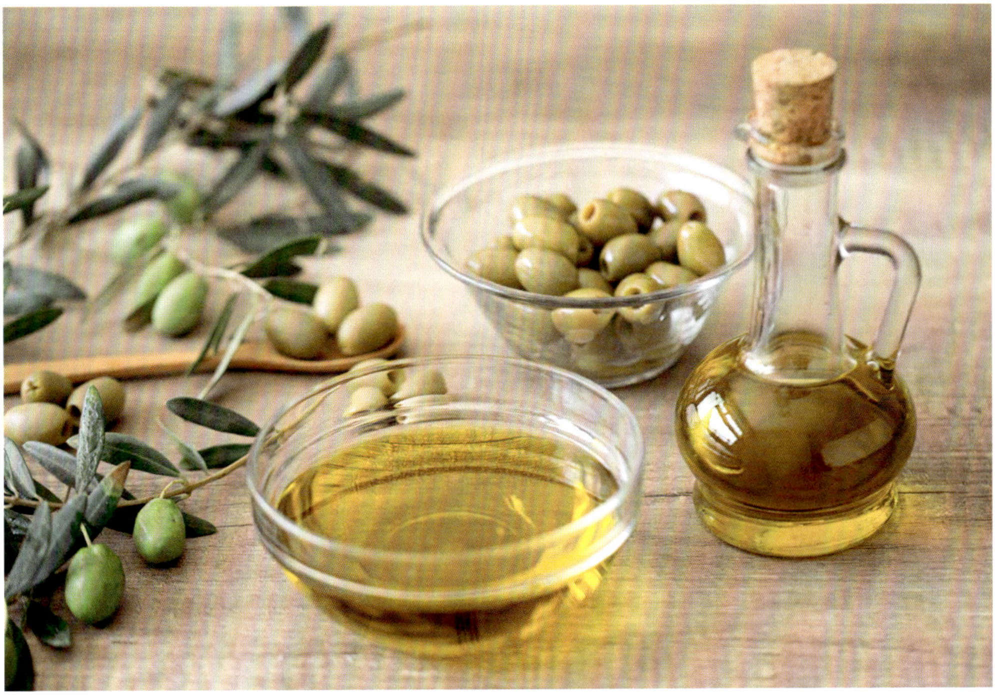

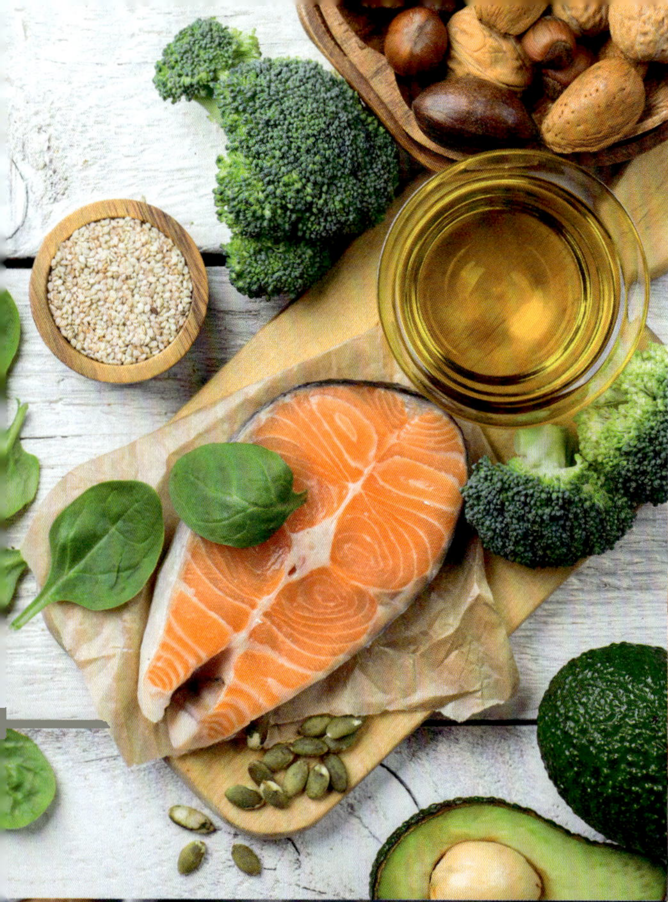
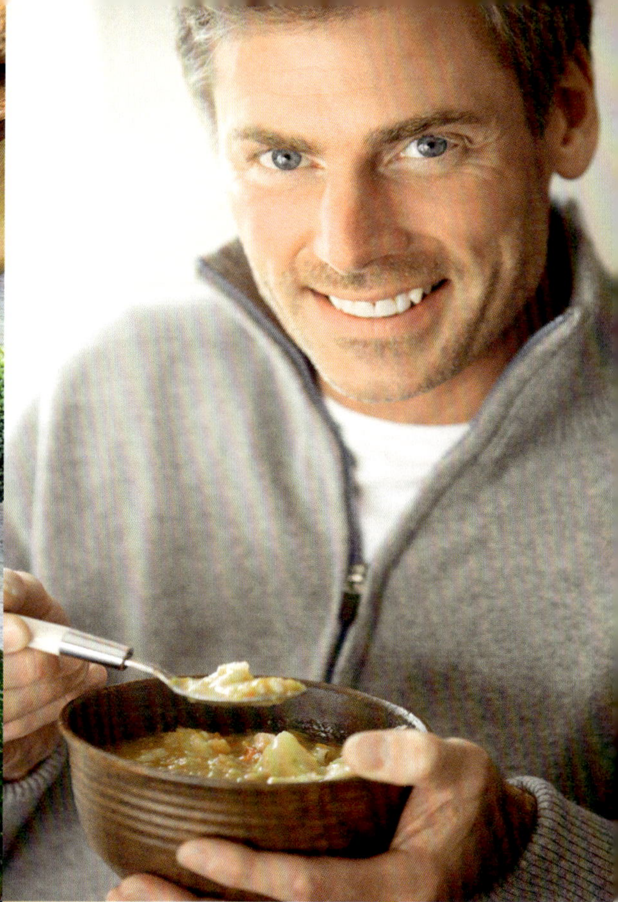
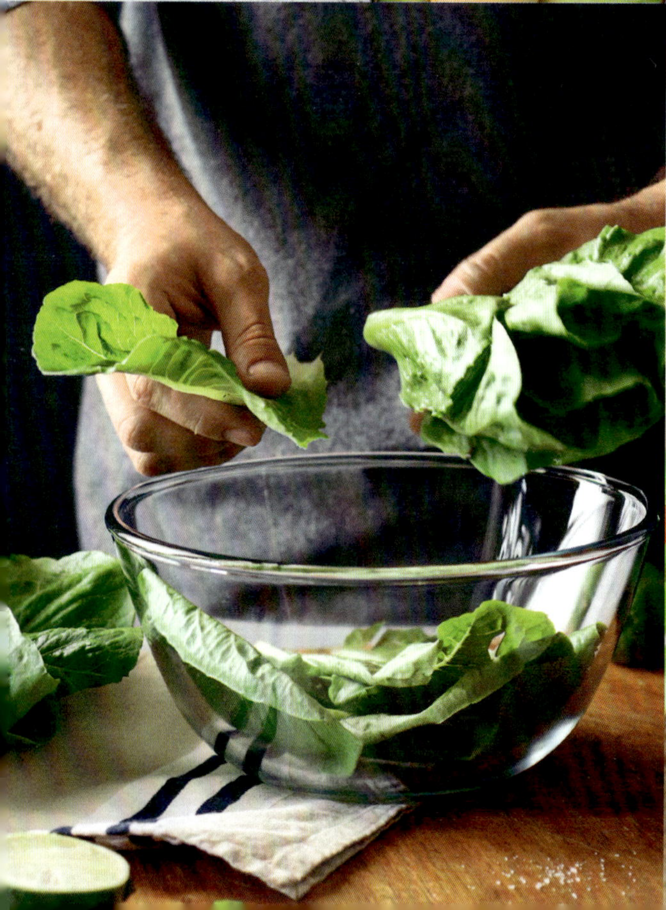
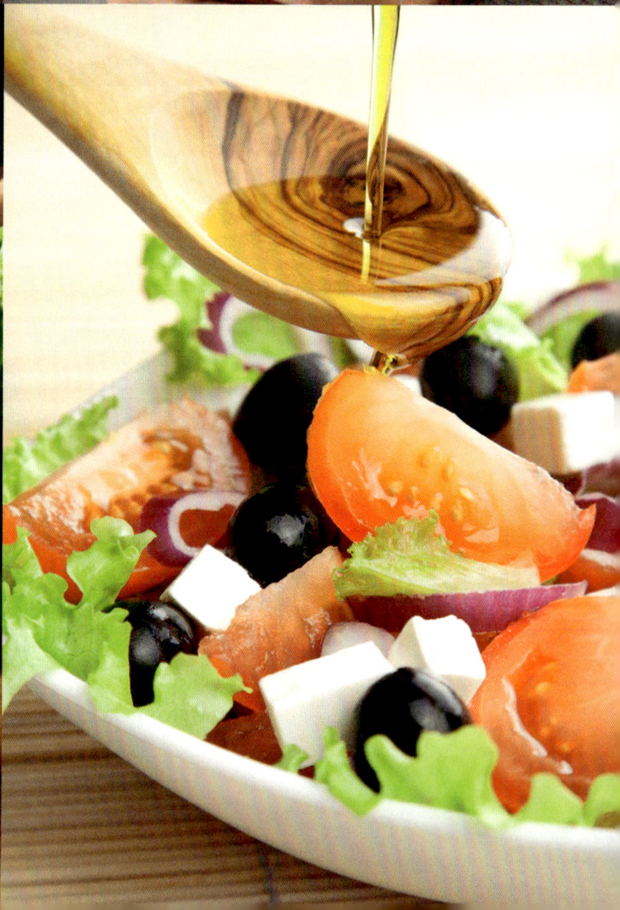

### Dos und Don'ts beim Intervallfasten

- Essen Sie weiterhin normal, also keine größeren Portionen.
- Achten Sie auf Ihr natürliches Hunger- und Sättigungsgefühl.
- Achten Sie auf eiweißreiche Lebensmittel und genügend Gemüse zu jeder Mahlzeit.
- Wenn der kleine Hunger kommt, helfen kalorienfreie Getränke.
- Legen Sie den Beginn des Intervallfastens auf eine Zeit, in der Sie wenig Stress und genügend Zeit für ausreichende Ruhepausen haben.

schen wie Lachs oder Sardinen und außerdem hochwertigen Omega-3-Quellen wie Leinöl, Hanföl, Weizenkeimöl und Walnussöl. Wichtig ist, dass zersetzte Omega-3-Fettsäuren nicht mehr gesund, sondern im Gegenteil schädlich wirken. Die Öle sollten Sie also keinesfalls zum Braten in der Pfanne, sondern nur in der kalten Küche verwenden. Da die Öle auch nicht lange haltbar sind, lohnt sich der Kauf in kleinen Flaschen. Zum Braten eignet sich beispielsweise Kokosöl.

## Basische Rezepte unterstützen die Entgiftung

Säuren und Basen stehen im Organismus im Gleichgewicht. Beeinflusst wird der Säuren-Basen-Haushalt u. a. durch die Ernährung. Wird von einer basischen Ernährungsweise gesprochen, ist damit gemeint, dass die tägliche Nahrung mehr Basen- als Säurebildner enthält. Oft wird das kurz die 80/20-Regel genannt: 80 Prozent basische und neutrale Lebensmittel sowie 20 Prozent Säurebildner. Doch wie bestimmt man, ob ein Lebensmittel basisch oder sauer ist? Ein häufig verwendeter Wert zur Beurteilung der säure- bzw. basenbildenden Wirkung von Lebensmitteln ist der PRAL-Wert (Potential Renal Acid Load). Er wurde von Dr. Thomas Remer und Dr. Friedrich Manz entwickelt. 1995 veröffentlichten sie die PRAL-Tabellenwerte für eine Vielzahl von Lebensmitteln. Allerdings sind für die Säurewirkung eines Lebensmittels auch andere Inhaltsstoffe wie beispielsweise der Gehalt an Purinen verantwortlich. Diese fließen nicht in die PRAL-Formel ein.

## Sauer ist nicht gleich sauer

**Zitronen oder andere Zitrusfrüchte sorgen nicht für einen Säureüberschuss im Körper. Auch wenn diese Lebensmittel sauer schmecken, so sagt das nichts darüber aus, wie das Nahrungsmittel im Körper verstoffwechselt wird. Zitronen und andere Zitrusfrüchte wie beispielsweise Orangen, Limetten oder Mandarinen wirken sogar basisch und können den Säure-Basen-Haushalt wieder ausgleichen. Ein erfrischendes Zitronen- oder Orangenwasser ist also bei einer basischen Ernährungsweise ideal.**

Was sind jedoch basische Lebensmittel? Das sind Lebensmittel, die der Körper zu sogenannten Basen verstoffwechselt. Dazu gehören u. a. Gemüse, Salate und Obst ebenso wie Kräuter, Pilze und Keimlinge. Kurz gesagt: Lebensmittel, die kein tierisches Eiweiß enthalten. Ausnahmen bilden jedoch beispielsweise Spargel, Artischocken und Rosenkohl. Alles, was Sie essen und trinken, wird im Körper zu Säuren oder Basen verarbeitet. Damit Sie gesund und fit bleiben, muss das Verhältnis der Säuren und Basen ausgeglichen sein.

Zu säurebildenden Lebensmitteln zählen Fleisch, Wurstwaren und Schinken ebenso wie Fisch und Schalentiere. Außerdem Milchprodukte, Eier, Hülsenfrüchte, einige Nüsse, Soja, Getreide, Weißmehlprodukte und vieles mehr. Um das Intervallfasten mit basenbildenden Lebensmitteln zu unterstützen, eignen sich Gemüse und Obst ideal. Natürlich können Sie sich die genaue Einteilung der Lebensmittel in Tabellenform auch online anschauen, wenn Sie dieses Thema vertiefen möchten. Da Sie beim Intervallfasten sowieso viel Gemüse essen, nehmen Sie damit schon einen guten Teil Basenbildner zu sich. Meiden sollten Sie Fast-Food-Produkte, Knabbereien, Weißmehl, Zucker und Süßwaren sowie Soft- und Energydrinks.

Nun kann Ihr Körper zwar Stoffe in Säuren umbauen, bei den Basen jedoch ist er darauf angewiesen, was Sie ihm über die Nahrung zuführen. Das erklärt auch, warum bei vielen Menschen der Säuren-Basen-Haushalt im Ungleichgewicht ist. Kopfschmerzen, Allergien und Nahrungsunverträglichkeiten können die Folge

sein. Übrigens beeinflusst auch Ihre Lebensweise den Säure-Basen-Haushalt. Haben Sie viel negativen Stress und wenig Bewegung, entstehen zusätzlich Säuren – die Folge: Sie fühlen sich unausgeglichen und erschöpft. Kommt Ihnen das bekannt vor? Dann ist Detox vielleicht genau das Richtige für Sie.
Ist die Rede von Detox, handelt es sich dabei um eine basische Entlastungskur. Diese können Sie prima in das Intervallfasten-Konzept integrieren. Säurebildende Lebensmittel sind dann gestrichen, stattdessen kommen vitalstoffreiche Basenbildner auf Ihren Teller. Wie lange Sie eine Detox-Kur machen, bleibt Ihnen überlassen. Das können eine oder auch zwei Wochen sein. In dieser Zeit essen Sie naturbelassene, vegane Lebensmittel wie Gemüse, Obst, Kräuter, Pilze und Salate. Dazu Sprossen und Keimlinge. Fleisch, Käse, Alkohol und Kaffee meiden Sie. Unterstützen Sie Ihren Körper in dieser Zeit mit Basenbädern, Massagen und Körperpeelings. Falls Sie zu denjenigen Menschen gehören, die morgens Ihren Kaffee brauchen oder am Nachmittag gerne einen Cappuccino trinken, dann könnte die Detox-Kur Ihnen in den ersten Tagen etwas schwerer fallen. Denn wie gesagt, Kaffee sollten Sie streichen. Damit Sie als Folge des Kaffeeentzugs nicht unter Müdigkeit, Kopfschmerzen oder gar Schwindel leiden, verzichten Sie doch einfach vier bis fünf Tage vor dem Entgiften bereits auf Ihren geliebten Kaffee. So entwöhnen Sie sich sanft vom Koffein und können Ihre Detox-Kur entspannt genießen. Es ist beim Intervallfasten allerdings nicht nötig, auf Koffein zu verzichten, das gilt nur dann, wenn Sie ein paar Tage basisch entgiften möchten. Als Ersatz trinken Sie dann basische Tees und viel stilles Wasser.

## Trinken, trinken, trinken

In den Phasen der Nahrungsaufnahme und während des Fasten dürfen und sollten Sie ausreichend trinken. Gut geeignet sich kalorienfreie Getränke wie Wasser, ungesüßter Tee und Gemüsebrühe. Können Sie sich mit „normalem" Wasser nicht anfreunden, peppen Sie es einfach etwas auf. Füllen Sie eine Karaffe mit Wasser, geben Sie fruchtige oder würzige Zutaten dazu und lassen Sie es gekühlt gut durchziehen, fertig! Probieren Sie Wasser mit Minze, Zitrone, Gurke und Rosmarin oder geben Sie Aroma in Form von Obst dazu.

## Clean Eating für besonders viele Nährstoffe

Kochen Sie zu Hause mit Konservierungsstoffen und Geschmacksverstärkern? Sicherlich nicht. Deshalb beruht Clean Eating – sauberes, reines Essen – auch auf dem Konzept natürlicher Nahrung. Geschmacksverstärker, Farb-, Aroma- und Konservierungsstoffe sind tabu. Ebenso raffinierter Zucker und Auszugsmehle, da diese industriell verarbeitet sind und kaum Nährstoffe enthalten. Besonders viele Nährstoffe sind aber in frischen, unverarbeiteten Produkten enthalten. Alkohol ist nicht tabu, sollte aber in Maßen genossen werden. Idealerweise sollte alles, was auf den Tisch kommt, aus regionalem, möglichst saisonalem Anbau stammen. Sind die Produkte dann noch in Bio-Qualität, umso besser. Clean Eating verzichtet also auf industriell verarbeitete Lebensmittel und setzt auf frische Küche. So kaufen und essen Sie bei diesem Konzept natürliche, vollwertige und unverarbeitete Nahrungsmittel. Auf Fast Food und Fertiggerichte wird verzichtet. Der Fokus liegt auf pflanzlicher Nahrung, vor allem reichlich frisches Gemüse und Obst. Vollkorngetreide, Hülsenfrüchte sowie Nüsse und Samen ergänzen das Spektrum. Wie Sie

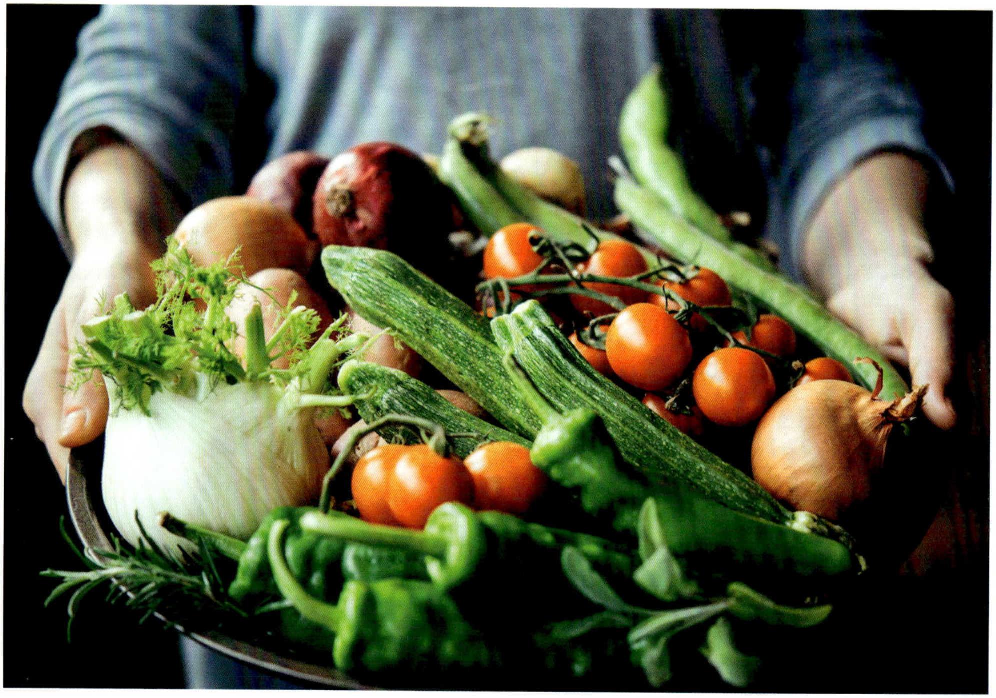

### Clean Eating für eine gute Verdauung

**Verdauungshelfer sind Leinsamen, Chia- und Flohsamen sowie Weizen- und Haferkleie. Sie enthalten viele Ballaststoffe und haben eine wohltuende Wirkung auf den Magen-Darm-Trakt. Beim Verzehr von Hafer steigt der Blutzuckerspiegel übrigens nur langsam an und das Beta-Glucan, ein Ballaststoff im Hafer, wirkt regulierend auf den Blutzuckerspiegel und den Fettstoffwechsel. Haben Sie Probleme mit hohen Cholesterinwerten, dann ist Hafer ideal, denn er kann sie senken. Aber Achtung: Wichtig ist, dass Sie zu den Verdauungshelfern immer ausreichend trinken!**

Clean Eating für sich gestalten, ob vegan oder vegetarisch, bleibt Ihnen überlassen. Tierische Produkte wie Fleisch, Fisch, Eier und Milchprodukte können ebenfalls verzehrt werden, am besten natürlich aus regionalen Quellen.

Gemüse, Salate, Obst, Hülsenfrüchte und Kräuter bilden die Basis einer cleanen Ernährung. Hinzu kommen Vollkorn- und Pseudogetreide sowie hochwertige Öle und Fette wie Oliven- und Kokosöl, Avocados und Nüsse. Statt Zucker können Sie Honig, Kokosblütenzucker oder die Süße aus Trockenfrüchten nutzen. Ergänzt wird der Speiseplan durch Superfoods – je grüner, desto besser. So bekommt der Körper eine Vielzahl von Mikronährstoffen, die er für seine Gesundheit braucht. Grüne Superfoods haben eine hohe Nährstoffdichte und sorgen für körperliches Wohlbefinden. Sie müssen übrigens nicht aus fernen Ländern importiert werden, sondern wachsen in unserer Heimat. Das schont Umwelt und Geldbeutel und die regionalen Lebensmittel können es mit den Exoten locker in Sachen Vitalstoffgehalt aufnehmen. Jedes Superfood hat andere „Zauberkräfte". Eines stärkt das Immunsystem, ein anderes schützt vor Herz-Kreislauf-Erkrankungen, andere haben weitere positive Effekte auf unsere Gesundheit. Zudem sind sie rund ums Jahr verfügbar, immer wieder anders und abwechslungsreich. So wird Clean Eating nie langweilig und es kommt immer gesundes Essen auf den Teller. Auch bei Snacklust und kleinem Hunger gibt es Naschereien, die beim Clean Eating einen festen Platz haben. Geeignet sind Obst und Gemüse ebenso wie Nüsse und Kerne. Hart gekochte Eier, Käse und Reiswaffeln ergänzen das Repertoire. Wer Müsliriegel und

Energyballs mag, kann diese für Wanderungen und Radtouren einpacken. Denken Sie aber immer an die 4-Stunden-Regel beim Intervallfasten. Auch die Portionsgrößen sollten nicht zu üppig ausfallen. Insbesondere Nüsse und Kerne sind sehr fetthaltig und deshalb vollgepackt mit Kalorien.

Intervallfasten und Clean Eating lassen sich außerdem super kombinieren. Naturbelassene Clean-Eating-Gerichte, die mit viel Gemüse und Vollkornprodukten punkten, bringen beim Intervallfasten viel Energier und machen lange satt. Die Fastenphasen sind dadurch gut durchzuhalten und fallen nicht so schwer. Achten Sie beim Einkauf immer auf die Etiketten der Lebensmittel, denn hier erkennen Sie, welche Zutaten in dem Produkt enthalten sind. Fast jedes Nahrungsmittel hat eine Zutatenliste, ausgenommen sind nur wenige Produkte, die nur aus einer Zutat bestehen wie beispielsweise frisches Obst und Gemüse. An erster Stelle der Zutatenliste steht immer die Zutat, von der am meisten im Produkt enthalten ist. Vielleicht kennen Sie das von den Inhaltsstoffen bei Ihren Kosmetikprodukten. Die restlichen Zutaten folgen dann in absteigender Reihenfolge. Vermeiden Sie alle Produkte mit chemischen Zusätzen und Konservierungsstoffen. Eine Regel bei Clean Eating besagt, dass das Produkt nicht mehr als höchstens fünf Zutaten enthalten soll. Beispiel: Vollkornnudeln. Diese sind zwar industriell hergestellt, wenn Sie sie im Supermarkt kaufen, enthalten aber nach dem Clean Eating Konzept nur

## Heimische Superfoods

Bunte Früchte wie Himbeeren, Stachelbeeren und Johannisbeeren punkten mit gesunden Inhaltsstoffen und stimulieren Stoffwechsel und Abwehr. Zudem bringen sie die Verdauung auf Trab. Die in den Beeren enthaltenen Anthocyane – besonders in Heidelbeeren und Schwarzen Johannisbeeren – wirken zusätzlich entzündungshemmend. Auch grünes Blattgemüse kurbelt die Verdauung an, sind doch darin wichtige Ballaststoffe enthalten. Essen Sie Salate wie Feldsalat und Rauke, Spinat, Mangold und Grünkohl und greifen Sie zu gesunden Wildkräutern wie Löwenzahn oder Giersch. Wildkräuter können Sie kaufen, aber auch selbst im Garten anbauen. Spezielle Samenmischungen sind im Handel erhältlich.

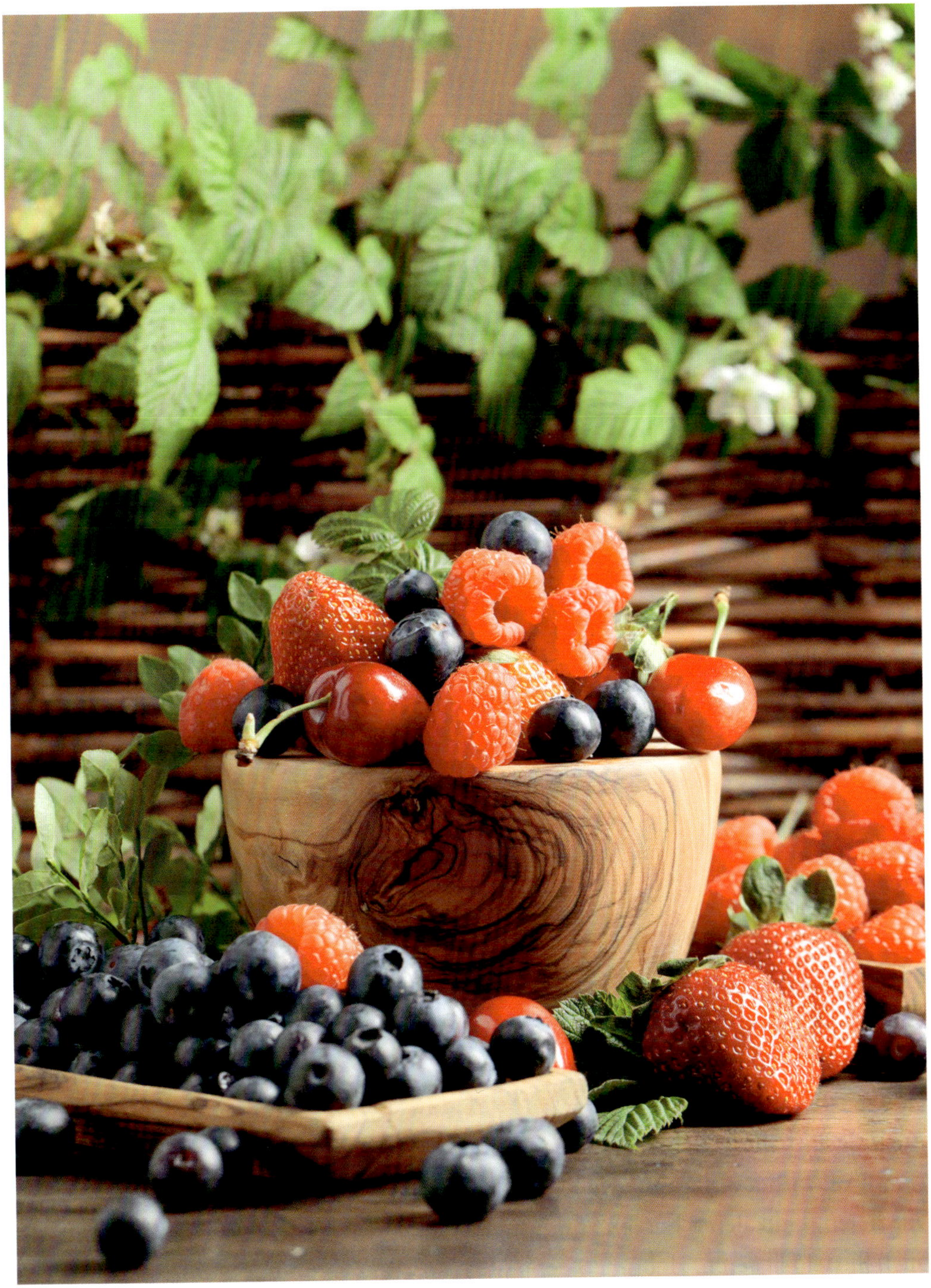

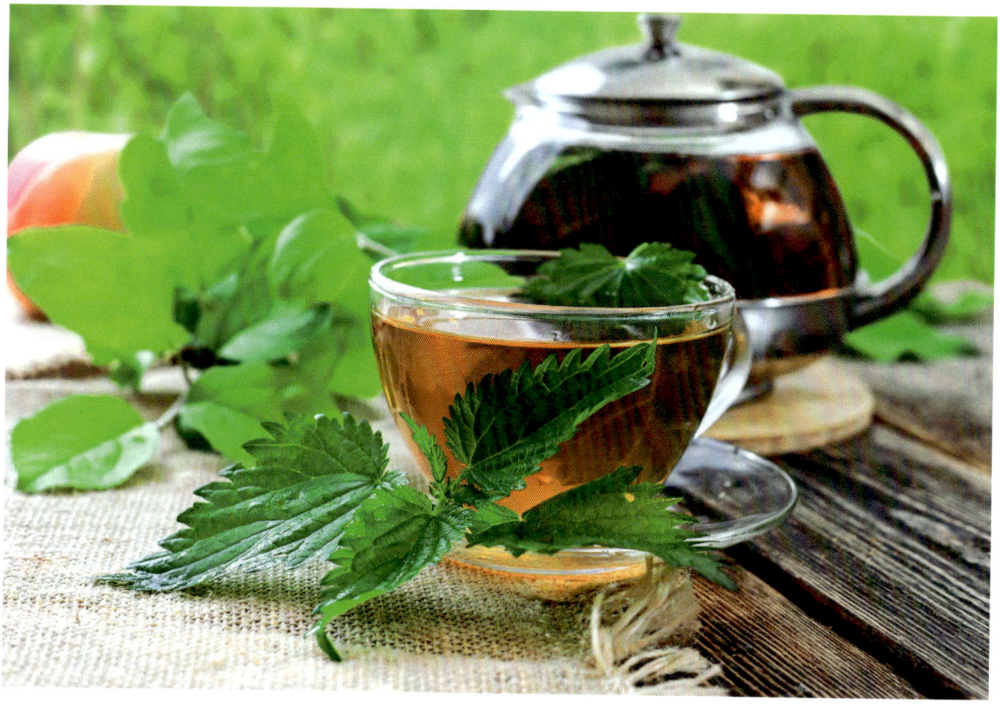

Vollkorn-Hartweizengrieß und eventuell etwas Wasser und Salz. Das sind cleane Zutaten, aus denen Sie Nudeln auch selbst herstellen könnten. Möchten Sie also clean essen, kommen Sie nicht daran vorbei, die Zutatenliste genauer zu lesen und vieles frisch und selbst zu kochen. Nur so können Sie unerwünschte Zusatzstoffe meiden.

Im Frühling hat der Spargel Saison. Er punktet mit vielen Vitaminen und Aminosäuren und enthält reichlich Spurenelemente. Dank seines hohen Kaliumgehalts wirkt Spargel zudem entwässernd. Auch die Brennnessel hat im Frühjahr ihren großen Auftritt. Sie liefert jede Menge Vitamin C und schmeckt in Salaten, Smoothies, als Tee oder als Suppe. Im Sommer erfreuen wir uns an Schwarzen Johannisbeeren. Auch sie enthalten reichlich Vitamin C und Kalium. Zudem haben sie einen hohen Anteil an Anthocyan. Anthocyane sind blaue Pflanzenfarbstoffe, die den Körper vor freien Radikalen schützen können. Diese nützlichen Inhaltsstoffe finden Sie auch in Heidelbeeren, Holunderbeeren, blauen Trauben und Rotkohl. Anfang des

Sommers lässt sich der Löwenzahn ernten. Auch er ist ein tolles Superfood, strotzt er doch regelrecht vor Vitaminen und Mineralstoffen. Er wächst im Garten und am Wegesrand und ist auch auf Wochenmärkten erhältlich. Gärtner bezeichnen ihn eher als Unkraut, eigentlich gehört er aber ebenso wie Giersch und Bärenklau zu den Wildkräutern. Im Salat haben die Blätter ihren großen Auftritt und bereichern den Speiseplan. Im Herbst wird es Zeit für die Traubenernte. Trauben enthalten wichtige sekundäre Pflanzenstoffe und Antioxidantien. Da sie auch einen relativ hohen Fruchtzuckergehalt haben, sollten Sie nicht allzu viele auf einmal davon essen. Übrigens sollten Sie auch die Traubenkerne mitessen, denn sie enthalten entzündungshemmende Stoffe. Zwar sind sie bitter, wenn Sie sie zerbeißen, doch das ist nötig, um die sekundären Pflanzenstoffe herauszulösen. Auch im Winter müssen Sie nicht auf heimisches Superfood verzichten. Grünkohl, Spinat und Feldsalat haben dann Saison und sorgen für Vitamin- und Nährstoffnachschub. So machen Sie Ihr Immunsystem fit und kommen gut durch die kalte Jahreszeit.

Nun wissen Sie alles Nötige zum Intervallfasten und können loslegen. Auf den nächsten Seiten finden Sie Rezepte aus den vorgstellten Ernährungsweisen – low carb, basisch und clean –, die Sie ganz nach Lust und Laune kombinieren können.

## Was der Darm gerne mag

Beim Intervallfasten können Sie auch Ihrem Darm Gutes tun. Prä- und Probiotika helfen dabei, die Darmflora positiv zu beeinflussen. Je artenreicher der Bakterienmix in unserem Darm ist, desto besser ist das für unsere Gesundheit. Präbiotika beeinflussen die guten Darmbakterien und sollten deshalb täglich auf dem Speiseplan stehen. Sie sind allerdings anders als Probiotika keine Mikroorganismen, sondern Ballaststoffe, die vom Körper nicht verdaut werden. Präbiotika stecken in vielen Gemüsen und Obst, u. a. in Chicorée, Topinambur, Zwiebeln, Knoblauch, Schwarzwurzeln, Spargel, Artischocken und Bananen. Ebenso wertvoll für den Darm sind Probiotika. Das sind lebende Mikroorganismen, beispielsweise Milchsäurebakterien und Hefen. Sie stecken in vergorenen Lebensmitteln wie Joghurt, Buttermilch, Kefir und Sauerkraut. Die nützlichen Helfer stärken die Barrierefunktion des Darms und können Krankheitserreger abwehren.

# Frühstück

# SCHOKOLADEN-PORRIDGE

**Zutaten für 1 Portion**

*200 ml Milch, 1 EL Kakaopulver, 1 Prise Zimt, 1 Prise gemahlene Vanille, 40 g Haferflocken, Süßstoff nach Belieben, 1 Prise Salz, 1 Handvoll gemischte Beeren (z. B. Erdbeeren, Blaubeeren, Brombeeren), 1 EL Schokostückchen, 1 EL gepuffter Quinoa*

**Zubereitung** *ca. 15 Min.*

**Pro Portion** *ca. 337 kcal • 15 g EW • 10 g F • 45 g KH*

1. Milch mit 100 Milliliter Wasser in einen Topf geben und zum Kochen bringen. Kakao, Zimt und Vanille unterrühren.

2. Haferflocken zugeben und bei geringer Hitze ca. 10 Minuten quellen lassen. Ab und zu umrühren. Salz und nach Belieben Süßstoff zufügen.

3. Beeren waschen, trocken tupfen und bei Bedarf klein schneiden. Schokoladen-Porridge in eine Schüssel füllen und mit Beeren, Schokostückchen und gepufftem Quinoa toppen.

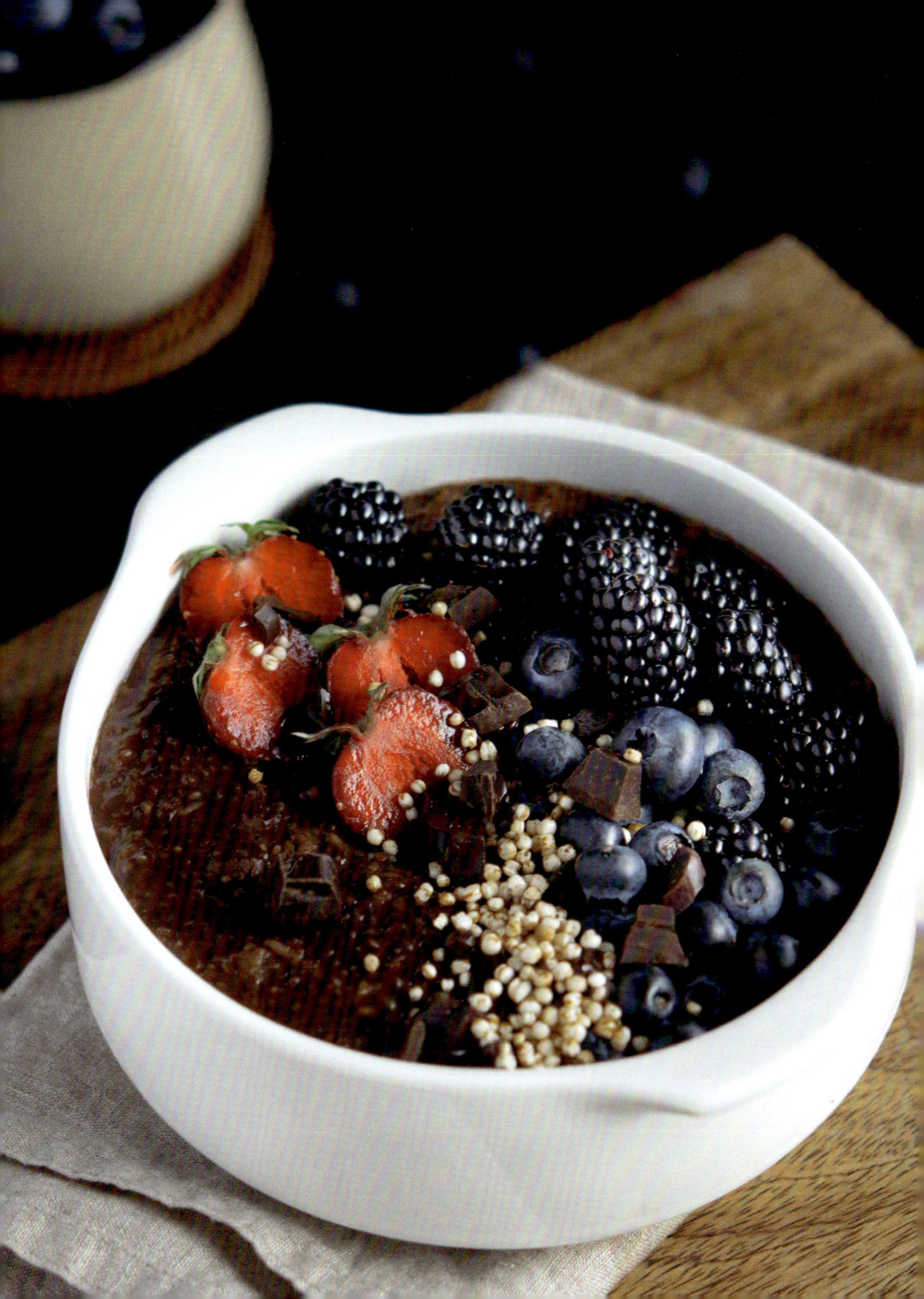

# AVOCADO-TOAST

**Zutaten für 1 Portion**

*1 Scheibe Vollkorntoast, etwas Kresse,*
*50 g Salatgurke, ¼ Avocado,*
*1 EL Frischkäse, Zitronensaft,*
*Salz, frisch gemahlener Pfeffer,*
*einige Kürbiskerne, 1 TL Leinsamen*

**Zubereitung** *ca. 10 Min.*

**Pro Portion** *ca. 292 kcal • 8 g EW • 19 g F • 18 g KH*

1. Toastbrot rösten. Kresse abschneiden, waschen und abtropfen lassen. Gurke waschen, trocken tupfen und in Scheiben schneiden. Avocado halbieren und entkernen. Fruchtfleisch mit einem Löffel entnehmen und in Streifen schneiden.

2. Toastbrot mit Frischkäse bestreichen und mit Gurke und Avocado belegen. Mit einigen Spritzern Zitronensaft beträufeln. Sprossen darüberstreuen. Mit Salz und Pfeffer würzen. Avocado-Toast mit Kürbiskernen und Leinsamen toppen und servieren.

Tipp Statt Kresse im Schälchen zu kaufen, kann man sie recht einfach selbst ziehen. Dazu Küchenpapier in eine Auflaufform legen, mit Wasser befeuchten und die Kressesaat darauf verteilen. Schon nach wenigen Tagen wachsen die jungen Pflänzchen. Auch Sprossengläser oder Sprossenboxen eignen sich für die Anzucht.

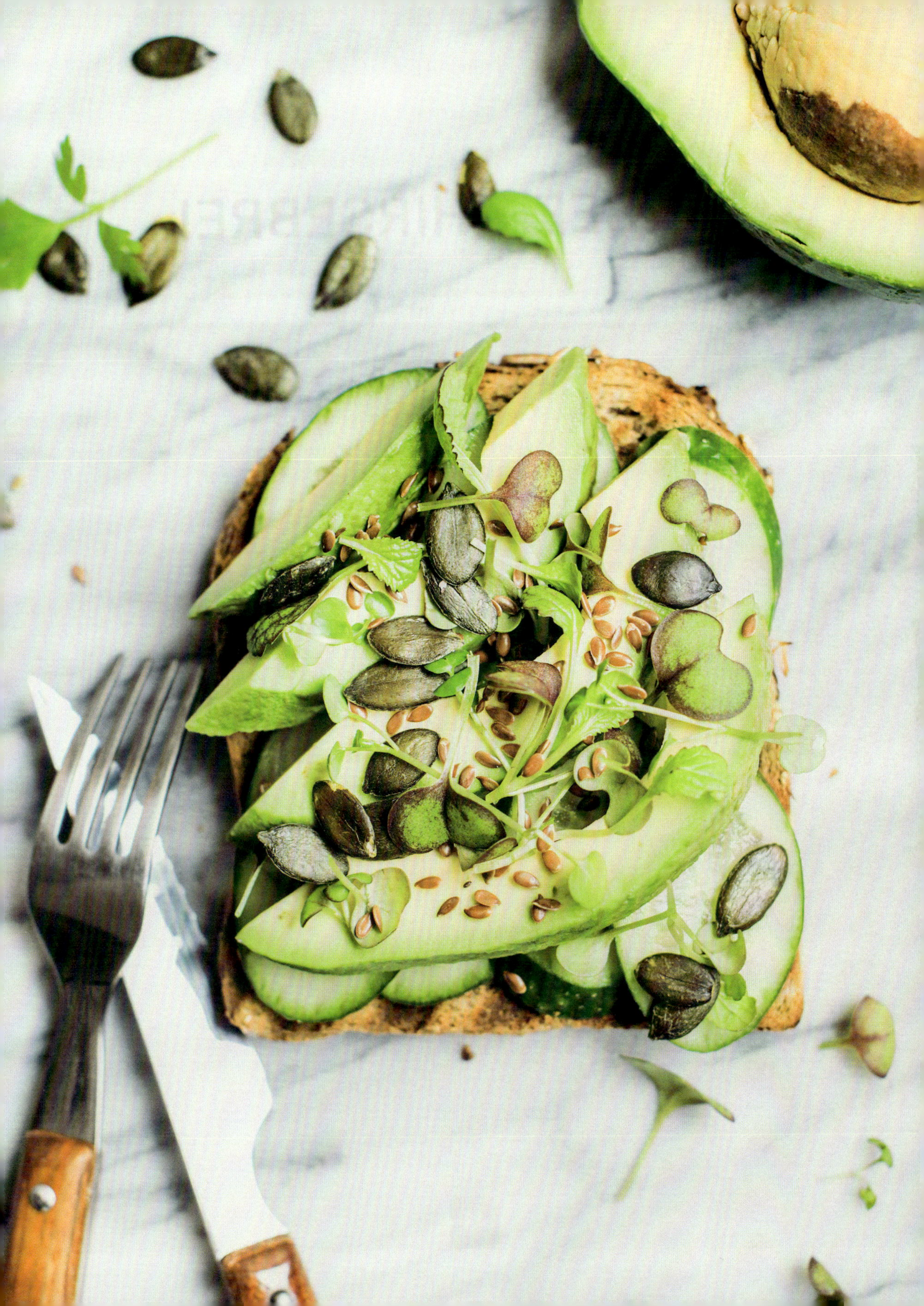

# HIMBEER-HIRSEBREI

## Zutaten für 1 Portion

*150 g Himbeeren (frisch oder TK-Produkt),*
*50 g Hirse, 200 ml Milch,*
*etwas abgeriebene Schale von 1 unbehandelten Limette,*
*3 EL Orangensaft, 2 TL Kokosblütensirup,*
*300 g Magerquark, 100 g Naturjoghurt*

**Zubereitung** *ca. 20 Min.*

**Pro Portion** *ca. 645 kcal • 56 g EW • 8 g F • 80 g KH*

1. Himbeeren verlesen, waschen und trocken tupfen oder TK-Himbeeren auftauen lassen. Hirse in ein feines Sieb geben und gründlich mit heißem Wasser abspülen. Abtropfen lassen. Hirse in einen Topf geben und Milch zugießen. Zum Kochen bringen und ca. 5 Minuten leicht köcheln lassen. Vom Herd nehmen und etwas abkühlen lassen.

2. Himbeeren in eine Schüssel geben und mit abgeriebener Limettenschale, Orangensaft und 1 Teelöffel Kokosblütensirup vermischen. Quark in eine weitere Schüssel geben und mit Joghurt und restlichem Kokosblütensirup verrühren. Hirse unterrühren. Hirsecreme in einem Schälchen anrichten und mit Himbeeren toppen.

Tipp Hirse ist ein glutenfreies Getreide und enthält viele Nährstoffe wie Fluor, Silizium und Eisen. Damit das pflanzliche Eisen gut vom Körper aufgenommen werden kann, wird es hier mit Himbeeren und Orangensaft kombiniert.

# BASISCHES MÜSLI

**Zutaten für 1 Portion**

*3 EL gemischte Beeren (z. B. Erdbeeren, Himbeeren, Blaubeeren), 1 EL Kastanienflocken, 1 TL Rosinen, 150 ml Mandelmilch, 1 EL Erdmandelflocken*

**Zubereitung** *ca. 5 Min.*

**Pro Portion** *ca. 128 kcal • 2 g EW • 5 g F • 18 g KH*

1. Beeren waschen und trocken tupfen. In eine Schüssel geben und mit Kastanienflocken und Rosinen vermischen. Mandelmilch in einen Topf geben und erwärmen. Über die Beerenmischung gießen und gut vermischen.

2. Basisches Müsli in einem Schälchen anrichten und mit Erdmandelflocken bestreuen.

Tipp Erdmandelflocken sind reich an pflanzlichem Eiweiß, Mineralstoffen und ungesättigten Fettsäuren. Zudem sorgt das nussige Aroma für einen hervorragenden Geschmack. Auch Nussallergiker können hier unbesorgt zugreifen: Erdmandeln gehören nicht zu den Nüssen, sondern zur Gattung der Zyperngräser.

# LOW-CARB-BAGELS

**Zutaten für 4 Stück**

*60 g Leinsamenmehl, 30 g Kokosmehl,*
*2 TL Backpulver, 125 g Mozzarella,*
*40 g Magerquark, 2 Eier,*
*1 EL Milch, Sesam nach Belieben*

**Zubereitung** *ca. 10 Min. + ca. 1 Std. Kühlzeit*
**Backzeit** *ca. 25 Min.*

**Pro Stück** *ca. 203 kcal • 16 g EW • 12 g F • 3 g KH*

1. Leinsamenmehl in eine Schüssel geben und mit Kokosmehl und Backpulver vermischen. Wasserbad vorbereiten. Mozzarella klein schneiden und mit Quark vermischen. Über einem Wasserbad unter ständigem Rühren erwärmen und schmelzen lassen. Leicht abkühlen lassen.

2. Mozzarella-Quark-Mischung in eine Schüssel geben und mit Mehlmischung und 1 Ei zu einem Teig verkneten. Teig in Frischhaltefolie wickeln und ca. 1 Stunde im Kühlschrank kühl stellen.

3. Backofen auf 200 °C (Umluft: 180 °C) vorheizen. Backblech mit Backpapier auslegen. Teig in 4 Portionen teilen. Jede Portion zu einer Kugel formen und in die typische Bagelform bringen. Bagels auf das Backpapier legen.

4. Restliches Ei trennen (Eiweiß anderweitig verwenden). Eigelb in eine Schüssel geben und mit Milch verschlagen. Bagels damit bestreichen und mit Sesam bestreuen. Im vorgeheizten Backofen ca. 20–25 Minuten backen.

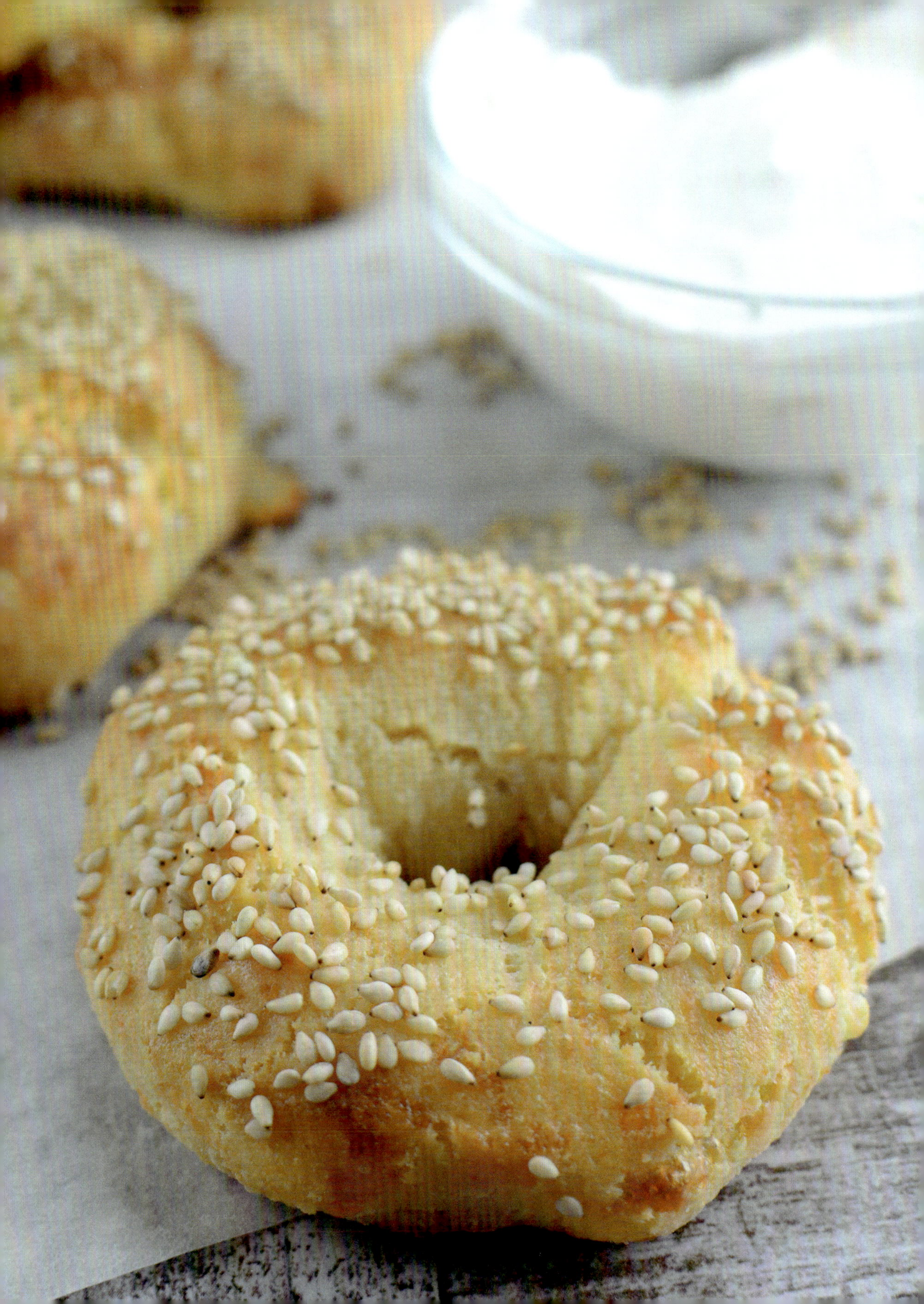

# SPINAT-KIWI-BOWL

## Zutaten für 2 Portionen

*50 g Babyspinat, 2 Kiwis,*
*150 g Banane, ½ grüner Apfel,*
*Saft von ½ Limette, einige Blaubeeren,*
*2 TL Sonnenblumenkerne,*
*2 TL Chiasamen*

**Zubereitung** *ca. 10 Min.*

**Pro Portion** *ca. 176 kcal • 4 g EW • 4 g F • 27 g KH*

1. Spinat waschen und trocken schütteln. Einige Blätter für die Dekoration beiseitelegen. Kiwis schälen und Fruchtfleisch in Scheiben schneiden. Einige Kiwischeiben für die Dekoration beiseitelegen. Banane schälen und klein schneiden. Apfel waschen, halbieren, Kerngehäuse entfernen und Fruchtfleisch klein würfeln.

2. Spinat, Kiwis, Banane, Apfel und Limettensaft in einen Mixer geben und fein pürieren. Smoothie in 2 Schüsseln verteilen. Blaubeeren waschen und trocken tupfen. Spinat-Kiwi-Bowl mit beiseitegelegten Spinatblättern, Kiwischeiben und Blaubeeren dekorieren und mit Sonnenblumenkernen und Chiasamen toppen.

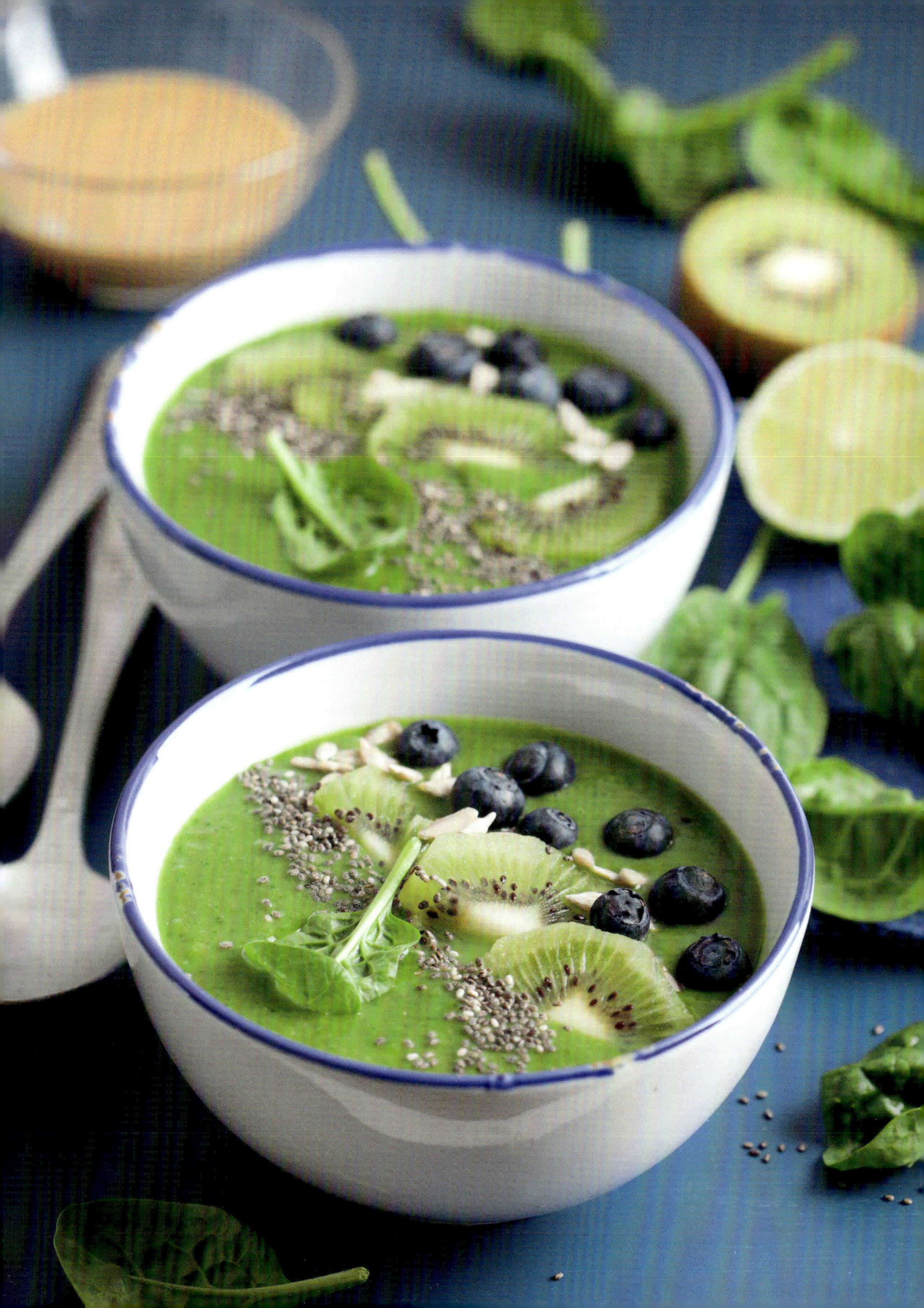

# GRANOLA MIT SKYR UND BEEREN

**Zutaten für 2 Portionen**

*4 EL Haferflocken, 2 EL Sonnenblumenkerne, 2 TL gehackte Mandeln, 2 EL Ahornsirup, 1 Handvoll Erdbeeren, 1 Handvoll Himbeeren, 400 g Skyr*

**Zubereitung** *ca. 10 Min.*
**Backzeit** *ca. 10 Min.*

**Pro Portion** *ca. 333 kcal • 28 g EW • 10 g F • 30 g KH*

1. Backofen auf 180 °C (Umluft: 160 °C) vorheizen. Backblech mit Backpapier auslegen. Haferflocken in eine Schüssel geben und mit Sonnenblumenkernen, gehackten Mandeln und 1 Esslöffel Ahornsirup vermischen.

2. Haferflockenmischung auf dem Backpapier verteilen und im vorgeheizten Backofen auf der mittleren Schiene ca. 10 Minuten rösten (Achtung, Granola kann schnell verbrennen!). Zwischendurch wenden. Herausnehmen und etwas abkühlen lassen.

3. Erdbeeren und Himbeeren waschen und trocken tupfen. Größere Erdbeeren halbieren bzw. vierteln. Skyr mit restlichem Ahornsirup verrühren. Granola in Dessertgläser füllen und mit Skyr toppen. Mit Beeren garniert servieren.

Tipp Granola lässt sich prima als Vorrat herstellen. Wer keinen Ahornsirup verwenden möchte, nimmt einfach flüssiges Kokosöl. Das Öl wird mit den Haferflocken, Sonnenblumenkernen etc. vermischt. Anschließend backen und abkühlen lassen. Durch das Abkühlen wird das Kokosöl wieder fest und das Granola schön knackig.

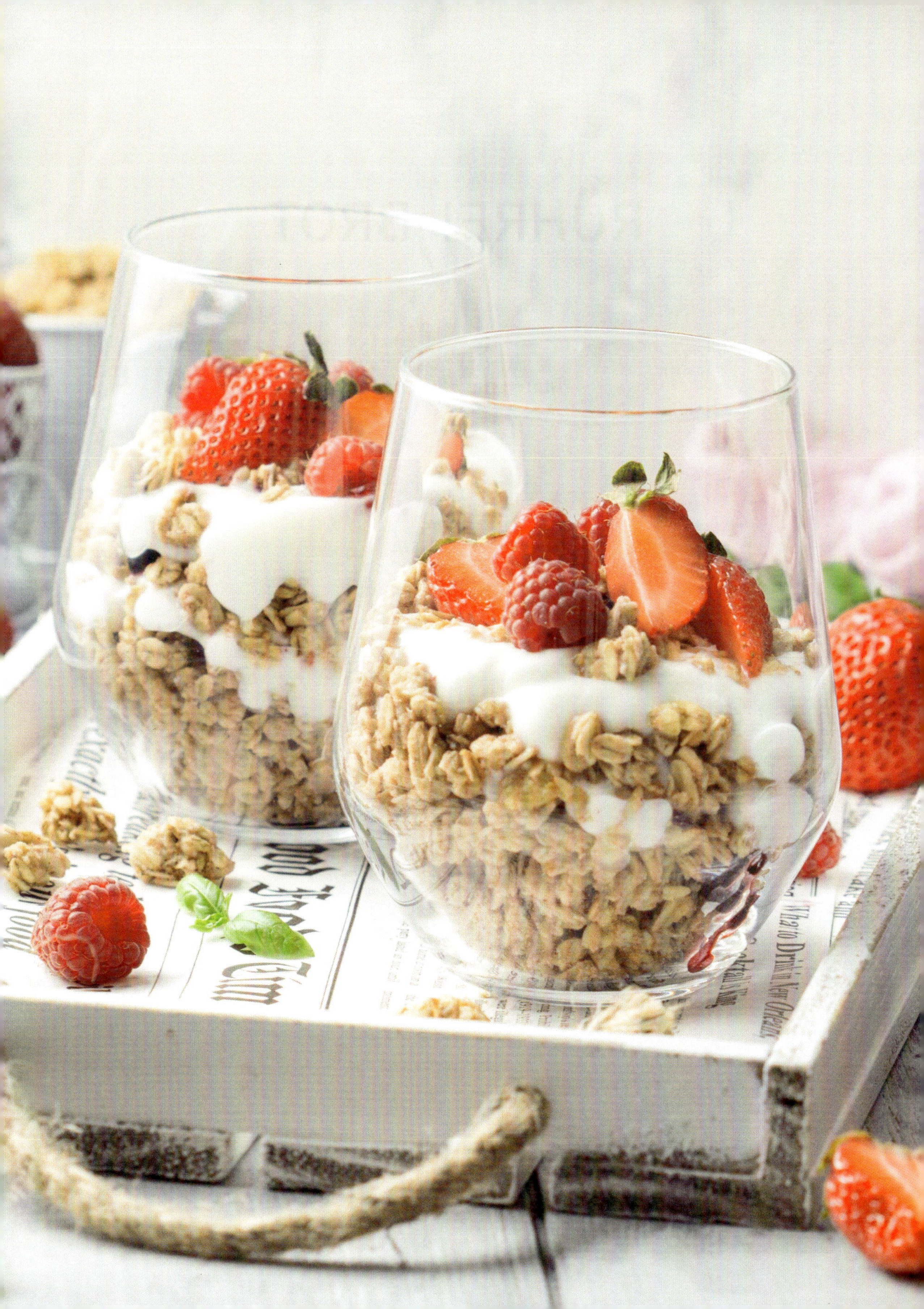

# RÜHREI-BROT

**Zutaten für 2 Portionen**

*75 g Cocktailtomaten,*
*2 Stängel glatte Petersilie,*
*4 Eier, 40 ml Milch, Salz,*
*1 EL Butter, 2 Scheiben Vollkornbrot,*
*frisch gemahlener Pfeffer*

**Zubereitung** *ca. 15 Min.*

**Pro Portion** *ca. 357 kcal • 18 g EW • 20 g F • 23 g KH*

1. Tomaten waschen, halbieren und vierteln. Petersilie waschen, trocken schütteln und Blätter abzupfen. Eier in eine Schüssel geben und mit Milch verschlagen. Mit Salz würzen.

2. Butter in einer großen, beschichteten Pfanne schmelzen. Eimasse hineingießen und stocken lassen. Rührei auf Brotscheiben verteilen und mit Tomaten und Petersilie garnieren. Mit Pfeffer bestreuen und servieren.

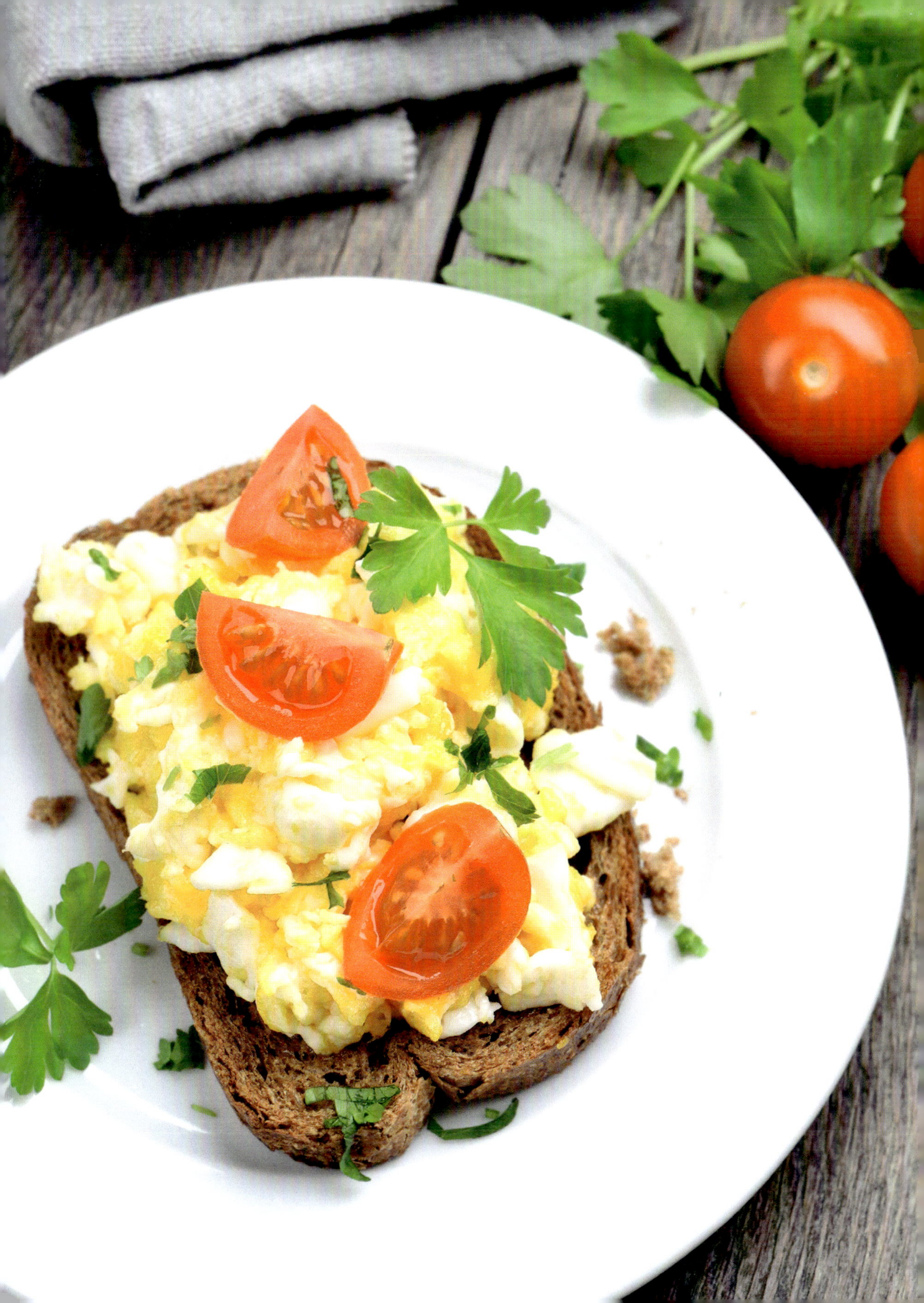

# OVERNIGHT OATS MIT MANGO

## Zutaten für 1 Portion

*50 g Haferflocken, 50 ml Milch,*
*50 ml Kokosmilch,*
*100 g Naturjoghurt, 100 g Mango,*
*Kokosraspel nach Belieben*

**Zubereitung** *ca. 5 Min. + ca. 12 Std. Kühlzeit*

**Pro Portion** *ca. 429 kcal • 14 g EW • 16 g F • 51 g KH*

1. Haferflocken in ein verschließbares Glas geben. Milch und Kokosmilch zugießen. Joghurt zugeben. Mango schälen, halbieren und entkernen. Fruchtfleisch würfeln und auf dem Joghurt verteilen.

2. Glas verschließen und über Nacht in den Kühlschrank stellen. Zum Servieren nach Belieben mit Kokosraspeln bestreuen.

Tipp Wer es kalorienarm mag, nimmt Joghurt in der Variante mit 1,5 Prozent Fettgehalt. Wer es cremiger mag, verwendet Joghurt mit 3,5 Prozent Fettgehalt oder griechischen Joghurt. Weitere Variationsmöglichkeiten: Geben Sie zu den Overnight Oats Trockenfrüchte wie Rosinen oder Cranberrys. Die Mango können Sie z. B. durch Passionsfrüchte ersetzen.

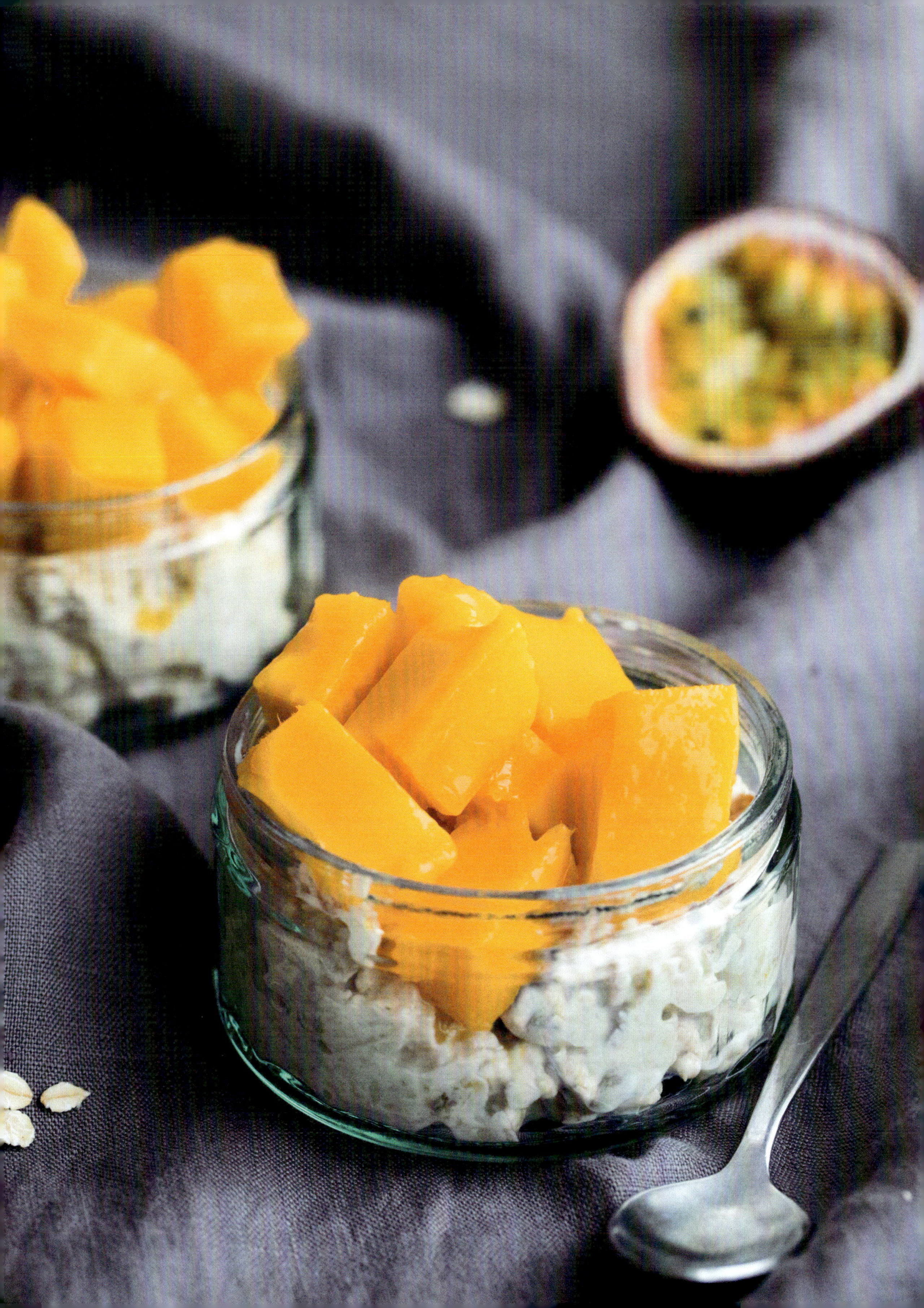

# SPINAT-OMELETTE

## Zutaten für 1 Portion

*3 Eier, 25 g Sahne,*
*Salz, frisch gemahlener Pfeffer,*
*25 g Babyspinat, 1 Frühlingszwiebel,*
*25 g geriebener Käse (z. B. Gouda),*
*1 EL Olivenöl*

**Zubereitung** *ca. 15 Min.*

**Pro Portion** *ca. 466 kcal • 28 g EW • 36 g F • 5 g KH*

1. Eier in eine Schüssel geben und mit Sahne verschlagen. Mit Salz und Pfeffer würzen. Spinat waschen und trocken schütteln. Frühlingszwiebel putzen, waschen und in dünne Röllchen schneiden.

2. Öl in einer Pfanne erhitzen. Eimasse hineingießen. Wenn die Eimasse stockt, Omelette wenden. Spinat, Frühlingszwiebel und Käse auf das Omelette geben und erhitzen. Sobald der Käse geschmolzen ist, Omelette zusammenklappen und anrichten.

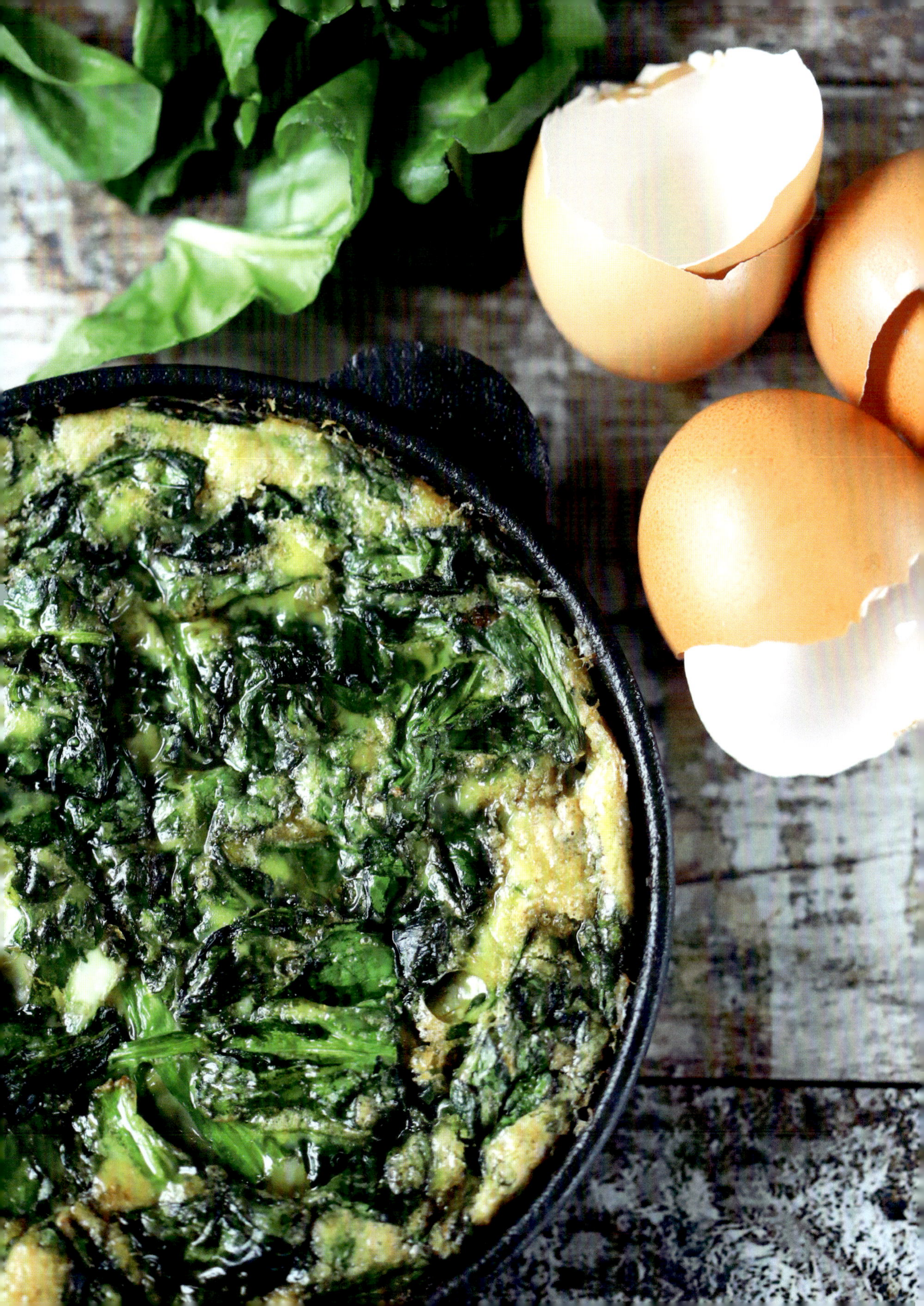

# Brühen & Suppen

# TOMATENBRÜHE

**Zutaten für 4 Portionen**

*500 g Tomaten, 60 g Möhren,*
*50 g Lauch, 30 g Sellerie,*
*1 TL Gemüsebrühepulver,*
*1 TL Oregano, 1 Prise Salz,*
*etwas frisch geriebener Muskat,*
*4 TL Hefeflocken, einige Chiliflocken*
*zum Garnieren, Basilikum zum Garnieren*

**Zubereitung** *ca. 30 Min.*

**Pro Portion** *ca. 42 kcal • 3 g EW • 1 g F • 5 g KH*

1. Tomaten waschen, halbieren, vom Stielansatz befreien und würfeln. Möhren putzen, schälen und klein würfeln. Lauch putzen, waschen und in Ringe schneiden. Sellerie putzen, schälen und klein würfeln.

2. 1 Liter Wasser in einen Topf geben und aufkochen. Gemüsebrühepulver darin auflösen. Gemüse zugeben und alles ca. 15–20 Minuten weich garen. Suppe durch ein feines Sieb streichen. Mit Oregano, Salz und Muskat abschmecken und mit Hefeflocken bestreuen. Mit Chiliflocken und geschwaschenen Basilikumblättchen garniert servieren.

Tipp Tomatenbrühe liefert wichtige Vitamine und Mineralstoffe und eignet sich ideal als Mittags- oder Abendmahlzeit.

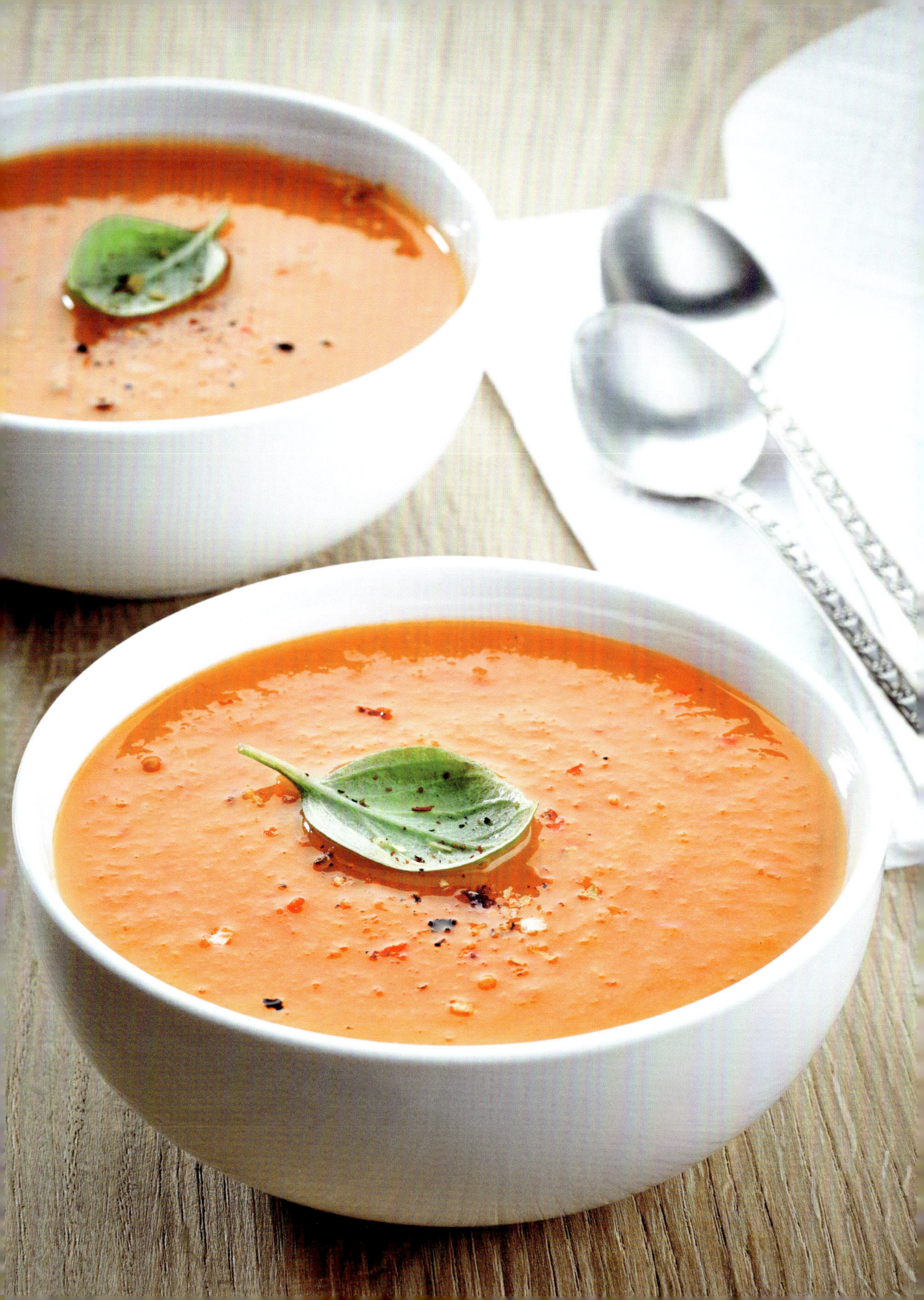

# BASISCHE FASTENBRÜHE

## Zutaten für ca. 9 Portionen

*150 g Kartoffeln, 150 g Möhren, 100 g Sellerie, 100 g Fenchel, 100 g Pastinaken, 100 g Zwiebeln, 2 Knoblauchzehen, ½ Bund Koriander, 2 Stängel Thymian, 2 Stängel Rosmarin, 1 Stängel Liebstöckel, 3 Salbeiblätter, 2 Lorbeerblätter, ½ TL Kümmel, ½ TL Nelken, ½ TL Wacholderbeeren, etwas frisch geriebener Muskat nach Belieben*

**Zubereitung** *ca. 50 Min.*

**Pro Portion** *ca. 35 kcal • 1 g EW • 0 g F • 6 g KH*

1. Gemüse waschen bzw. putzen oder schälen und klein schneiden. Zwiebeln und Knoblauch schälen und fein hacken. Koriander waschen, trocken schütteln und Blättchen abzupfen. Blättchen fein hacken. Thymian waschen, trocken schütteln und Blättchen fein hacken. Rosmarin waschen, trocken schütteln, Nadeln abstreifen und fein hacken. Liebstöckel waschen, trocken schütteln und Blätter abzupfen.

2. 3 Liter Wasser in einen Topf geben. Gemüse, Kräuter und Gewürze zugeben. Zum Kochen bringen und alles ca. 30 Minuten leicht köcheln lassen. Suppe durch ein feines Sieb streichen und nach Belieben mit geriebenem Muskat verfeinern.

**Tipp** Diese Fastengemüsebrühe enthält reichlich Vitamine, Mineralien und Spurenelemente. Sie wird ohne Salz gewürzt, da beim Basenfasten Salz nicht oder nur sparsam benutzt werden sollte. Stattdessen würzen Sie mit Kräutern und anderen Gewürzen.

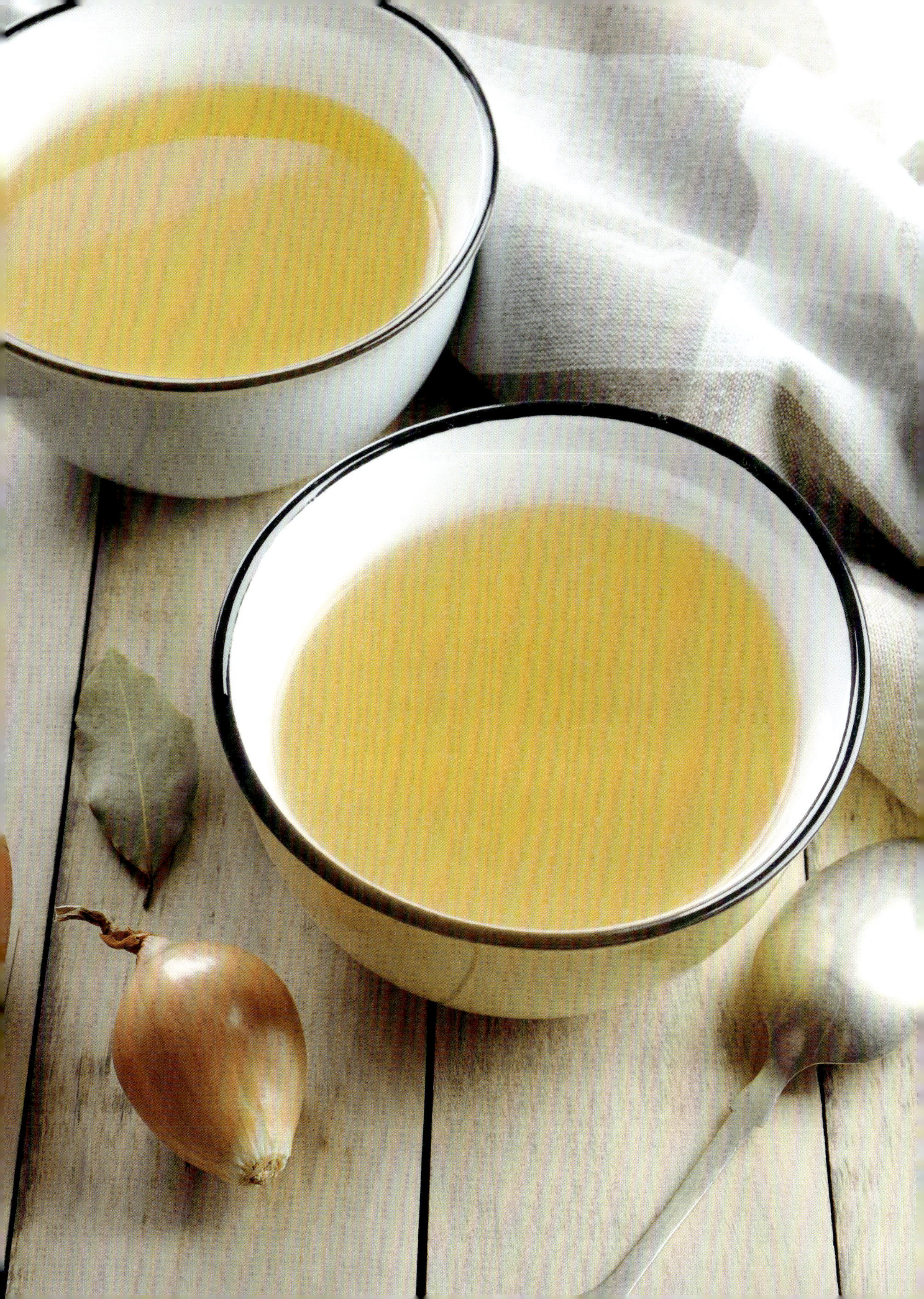

# DETOX-SUPPE MIT BRENNNESSELN

**Zutaten für 2 Portionen**

*6 Handvoll junge Brennnesseln,
1 große Zwiebel, 1 ½ EL Butter,
1 ½ EL Mehl, 750 ml Gemüsebrühe,
Salz, frisch gemahlener Pfeffer,
3 EL saure Sahne nach Belieben*

**Zubereitung** *ca. 30 Min.*

**Pro Portion** *ca. 231 kcal • 9 g EW • 17 g F • 17 g KH*

1. Brennnesseln verlesen und gründlich waschen (am besten mehrmals). Zwiebel schälen und fein hacken.

2. Butter in einem ausreichend großen Topf schmelzen lassen. Zwiebel darin glasig andünsten und mit Mehl bestäuben, kurz andünsten und mit Gemüsebrühe aufgießen. Aufkochen lassen und Brennnesseln zugeben.

3. Bei mittlerer Hitze ca. 10–15 Minuten köcheln lassen. Suppe mit dem Stabmixer pürieren. Mit Salz und Pfeffer abschmecken. Nach Belieben mit saurer Sahne servieren.

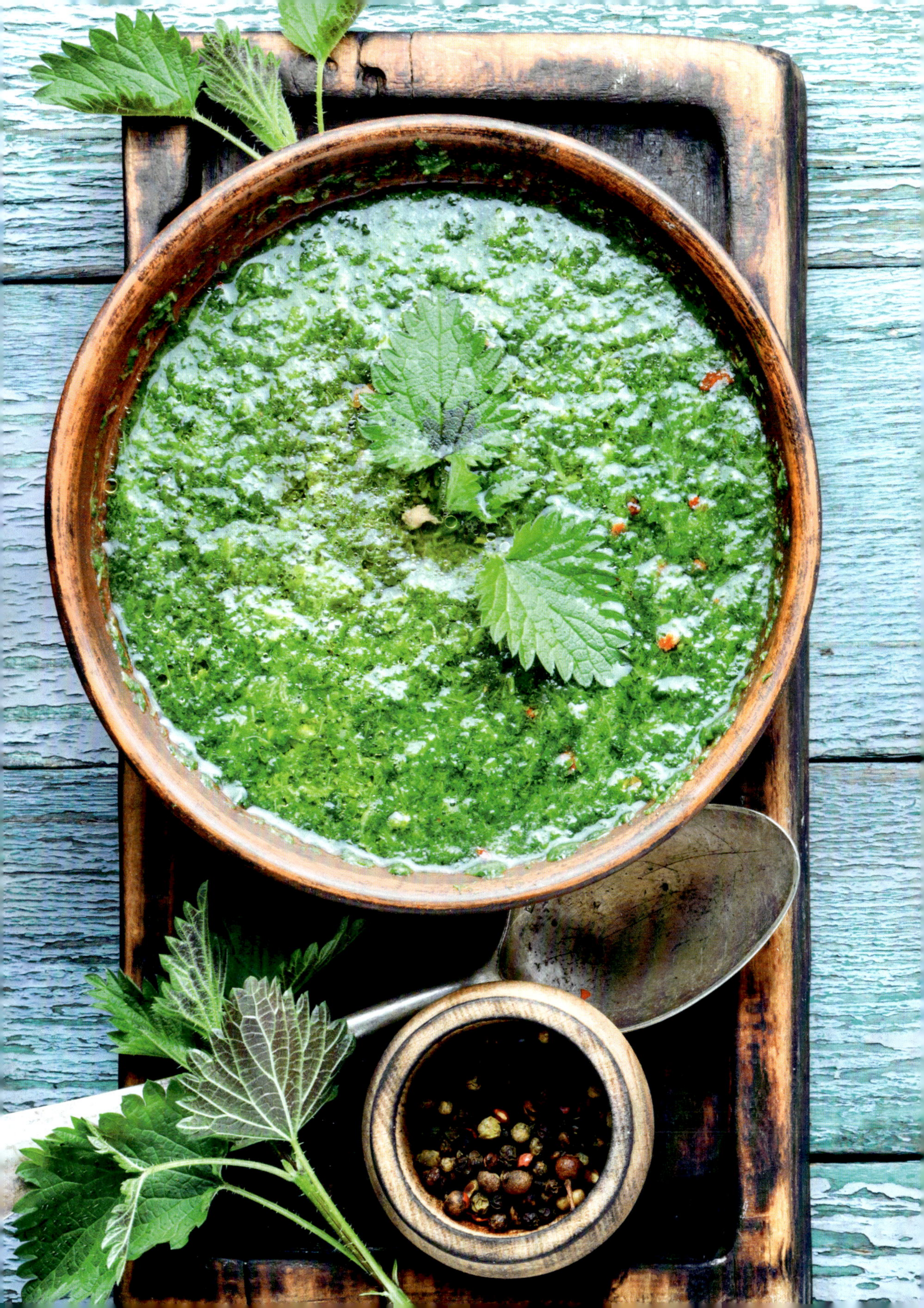

# AYURVEDISCHE FASTENBRÜHE

**Zutaten für 4 Portionen**

*500 g Möhren,*
*1 Stück Ingwer (ca. 1 cm),*
*1 TL Ghee,*
*1 TL gemahlener Koriander,*
*½ TL braune Senfsamen,*
*½ TL Kurkuma,*
*Koriander zum Garnieren*

**Zubereitung** *ca. 20 Min.*

**Pro Portion** *ca. 59 kcal • 1 g EW • 1 g F • 6 g KH*

1. Möhren putzen, schälen und klein würfeln. Ingwer schälen und fein hacken. Ghee in einem Topf erhitzen und Gewürze darin leicht anrösten.

2. Ca. 1 Liter Wasser zugießen und Gemüse zugeben. Alles gar köcheln lassen. Suppe mit einem Stabmixer fein pürieren und nochmals kurz aufkochen lassen. Koriander waschen und trocken schütteln. Suppe mit Koriander garniert servieren.

Tipp Beim Anrösten der Gewürze unbedingt einen Deckel auf den Topf legen, denn die Senfsamen platzen beim Rösten auf und „springen".

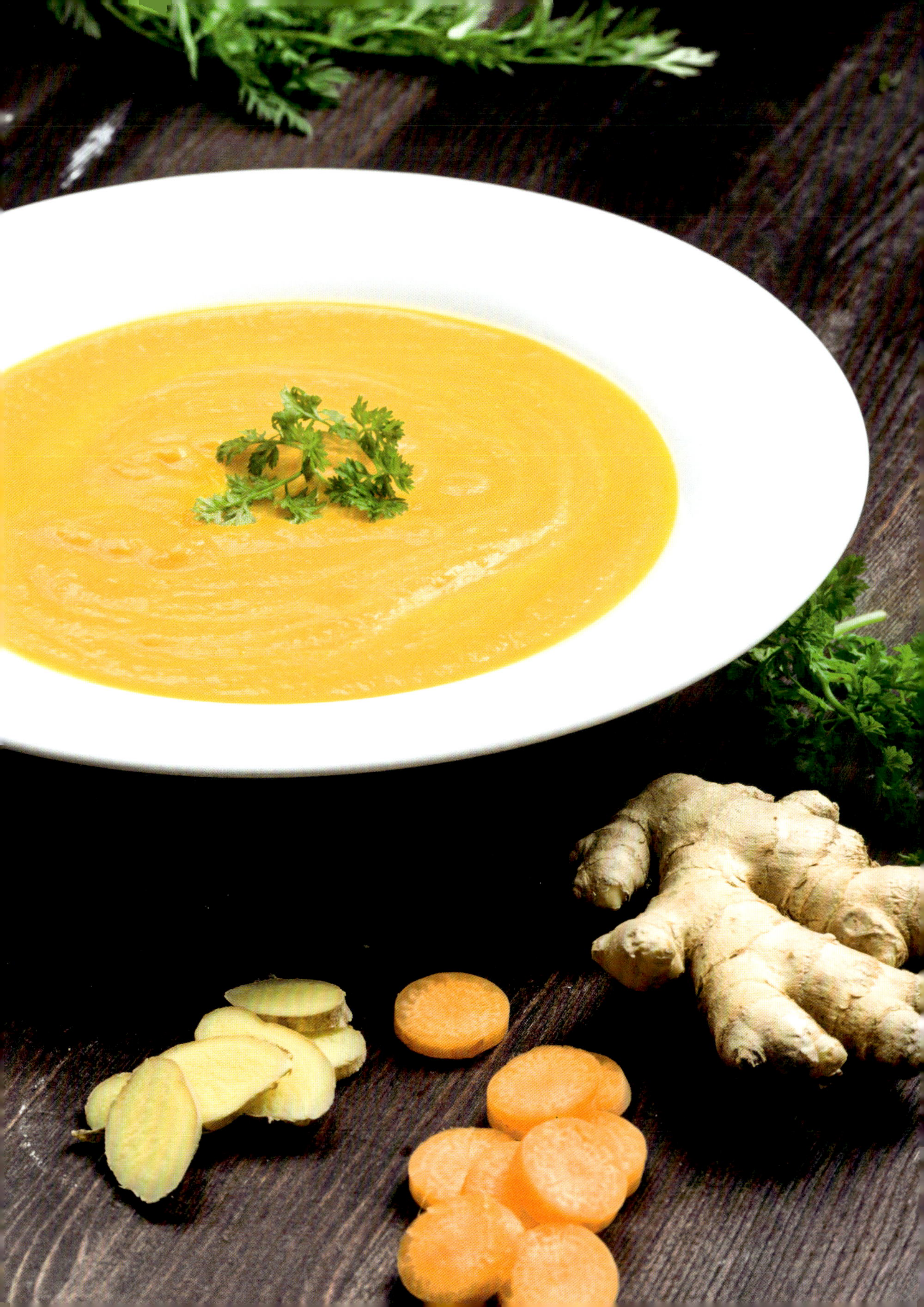

# MINESTRONE

## Zutaten für 4 Portionen

*400 g Tomaten, 2 Möhren, 1 Zucchini, ½ rote Paprikaschote, 2 Zwiebeln, 1–2 Knoblauchzehen, 2 EL Olivenöl, 1 EL Tomatenmark, 1 l Gemüsebrühe, 150 g Nudeln, Salz, ½ Bund Petersilie, 2 Stängel Thymian, 200 g Erbsen (TK-Produkt), 1 EL getrocknete italienische Kräuter, frisch gemahlener Pfeffer, 1 TL abgeriebene Schale von 1 unbehandelten Zitrone, 1 Prise Zucker, 1 Handvoll Basilikum, geriebener Parmesan*

**Zubereitung** *ca. 40 Min.*

**Pro Portion** *ca. 296 kcal • 13 g EW • 8 g F • 42 g KH*

1. Gemüse waschen bzw. putzen oder schälen und klein schneiden. Zwiebeln und Knoblauch schälen und fein hacken. Öl in einem Topf erhitzen. Zucchini und Paprika darin ca. 2–3 Minuten andünsten. Zwiebeln und Knoblauch zugeben und mitdünsten. Tomatenmark zugeben und anschwitzen. Tomaten zufügen. Mit Gemüsebrühe ablöschen. Möhren zugeben, aufkochen lassen und bei mittlerer Hitze ca. 8 Minuten garen. Nudeln nach Packungsanleitung zubereiten.

2. Petersilie waschen, trocken schütteln und Blätter fein hacken. Thymian waschen, trocken schütteln und Blättchen fein hacken. Einige Blättchen zum Garnieren beiseitelegen. Nudeln über einem Sieb abgießen. Erbsen, Petersilie, Thymian und italienische Kräuter zur Suppe geben und bei mittlerer Hitze ca. 3 Minuten köcheln lassen. Mit Salz und Pfeffer abschmecken.

3. Nudeln und abgeriebene Zitronenschale zugeben und weitere ca. 1 Minute köcheln lassen. Nochmals mit Salz, Pfeffer und Zucker abschmecken. Basilikum waschen, trocken schütteln, Blättchen abzupfen und fein hacken. Minestrone in Suppenschalen anrichten und mit Thymian und Basilikum garnieren. Mit geriebenem Parmesan bestreut servieren.

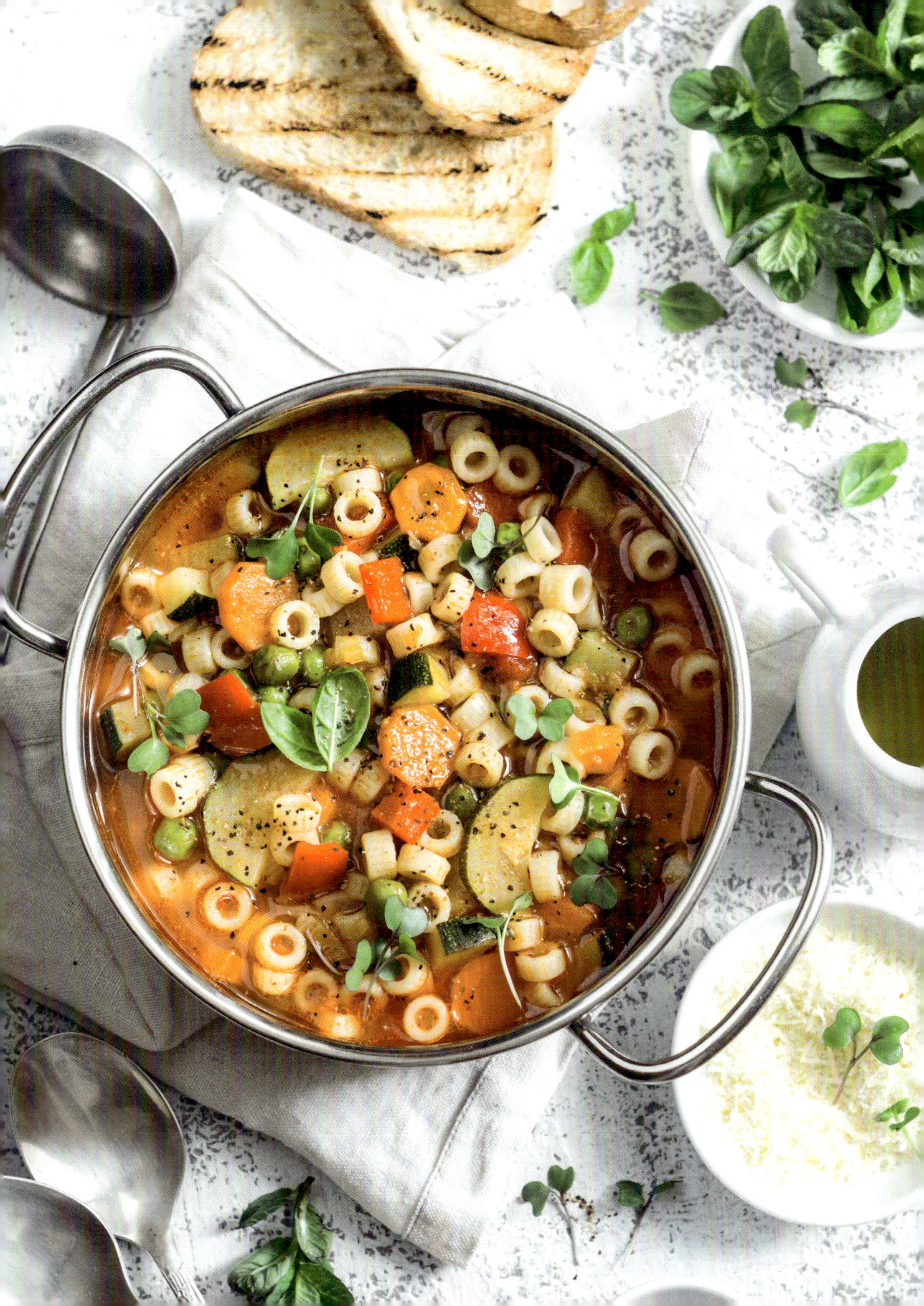

# MANGOLD-SUPPE MIT QUINOA

## Zutaten für 2 Portionen

*180 g Quinoa, 1 l Gemüsebrühe,*
*500 g Mangold, 1 Zwiebel,*
*2 Knoblauchzehen, 2 EL Öl,*
*Salz, frisch gemahlener Pfeffer,*
*1 Msp. Kreuzkümmel, 1 Msp. Kurkuma*

**Zubereitung** *ca. 45 Min.*

**Pro Portion** *ca. 480 kcal • 19 g EW • 18 g F • 63 g KH*

1. Quinoa gründlich in einem Sieb unter fließendem Wasser waschen und in etwa zwei Dritteln der Gemüsebrühe ca. 20 Minuten garen.

2. Mangold putzen, waschen und in kleine Stücke schneiden. Zwiebel und Knoblauch schälen und fein hacken. Öl in einem Topf erhitzen, Zwiebel und Knoblauch darin andünsten.

3. Restliche Gemüsebrühe zugeben, kurz aufkochen lassen und bei mittlerer Hitze ca. 10 Minuten köcheln lassen. Quinoa einrühren, mit Salz, Pfeffer, Kreuzkümmel und Kurkuma abschmecken und vor dem Servieren gut durchziehen lassen.

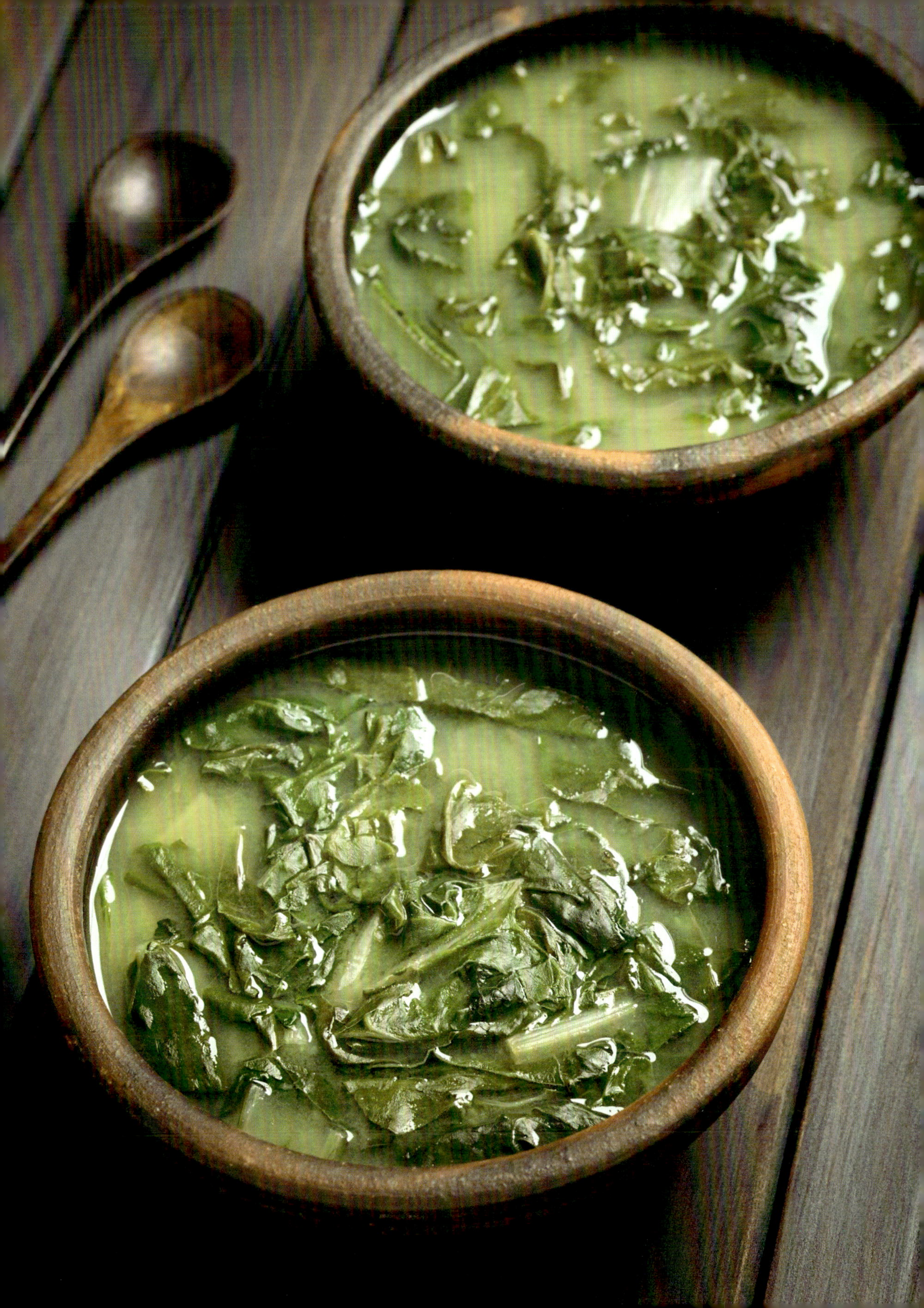

# BASISCHE FENCHELSUPPE

**Zutaten für 2 Portionen**

*2 Fenchelknollen, 1 EL Kokosöl, 1 Zwiebel,
½ Stange Lauch, 3 Möhren, 1 Stück Knollensellerie,
3 mittelgroße Kartoffeln, Bio-Gemüsebrühepulver,
Salz, frisch gemahlener Pfeffer,
einige Stängel Petersilie*

**Zubereitung** *ca. 45 Min.*

**Pro Portion** *ca. 243 kcal • 9 g EW • 6 g F • 32 g KH*

1. Fenchel putzen, waschen, vom Strunk befreien und klein schneiden. Kokosöl in einen ausreichend großen Topf geben, erhitzen und Fenchel darin andünsten. Zwiebel schälen und fein hacken. Lauch putzen, waschen und in dünne Scheiben schneiden. Möhren putzen, schälen und klein schneiden Stück vom Sellerie herausschneiden, schälen und klein schneiden. Kartoffeln schälen und fein würfeln.

2. Gemüse nacheinander zum Fenchel geben und mit andünsten. Wasser zugießen, sodass das Gemüse ca. 1 Zentimeter bedeckt ist. Etwas Gemüsebrühe einstreuen und unterrühren. Aufkochen und bei mittlerer Hitze ca. 15 Minuten bzw. bis das Gemüse gar ist, köcheln lassen.

3. Suppe mit einem Stabmixer pürieren und mit Salz und Pfeffer abschmecken. Petersilie waschen, trocken schütteln und Blättchen abzupfen. Blättchen fein hacken und Suppe mit Petersilie garniert servieren.

# BROKKOLI-DETOX-SUPPE

**Zutaten für 4 Portionen**

*1 Brokkoli, 2 Stangen Sellerie, 2 Pastinaken,
2 Zwiebeln, 2 Knoblauchzehen,
2 Handvoll Spinat oder Grünkohl,
2 EL Kokosöl, 1 l Gemüsebrühe,
Saft von 1 Zitrone, 4 EL Kürbiskerne*

**Zubereitung** *ca. 30 Min.*

**Pro Portion** *ca. 203 kcal • 12 g EW • 11 g F • 15 g KH*

1. Brokkoli putzen, waschen und in kleine Röschen teilen. Sellerie und Pastinaken putzen, schälen und klein schneiden. Zwiebeln und Knoblauch schälen und fein hacken. Spinat waschen und trocken schütteln.

2. Kokosöl in einem großen Topf erhitzen. Brokkoli, Sellerie, Pastinaken, Zwiebeln und Knoblauch zugeben und ca. 5 Minuten andünsten. Gemüsebrühe zugießen und alles abgedeckt ca. 15 Minuten köcheln lassen.

3. Spinat zugeben. Zitronensaft unterrühren. Suppe mit dem Stabmixer cremig pürieren. In Suppenschälchen anrichten und mit Kürbiskernen bestreut servieren.

# BUNTE LINSENSUPPE

## Zutaten für 4 Portionen

*1 Bund Frühlingszwiebeln, 200 g Hokkaidokürbis, 1 rote Paprikaschote, 2 Möhren, ¼ kleine rote Chilischote, 1 kleines Stück Ingwer, 1 Knoblauchzehe, 250 g rote Linsen, 2 EL Öl, ½ EL Currypulver, 800 ml Gemüsebrühe, 250 ml Kokosmilch, Salz, gehackte Petersilie zum Garnieren*

**Zubereitung** *ca. 45 Min.*

**Pro Portion** *ca. 444 kcal • 21 g EW • 18 g F • 46 g KH*

1. Frühlingszwiebeln putzen, waschen und in dünne Ringe schneiden. Kürbis und Paprika putzen, waschen, vom Kerngehäuse befreien und in kleine Würfel schneiden. Möhren putzen, schälen und fein raspeln.

2. Chilischote vom Kerngehäuse befreien und fein hacken. Ingwer und Knoblauch schälen, fein würfeln. Linsen waschen.

3. Öl in einem ausreichend großen Topf erhitzen. Linsen, Kürbis, Paprika, Möhren, Chili, Ingwer, Knoblauch und Curry zugeben und unter Rühren kurz anbraten. Mit Gemüsebrühe ablöschen und aufkochen.

4. Bei mittlerer Hitze ca. 15 Minuten köcheln lassen, Frühlingszwiebeln und Kokosmilch zugeben. Weitere ca. 5 Minuten ziehen lassen. Mit Salz abschmecken. Mit gehackter Petersilie garnieren.

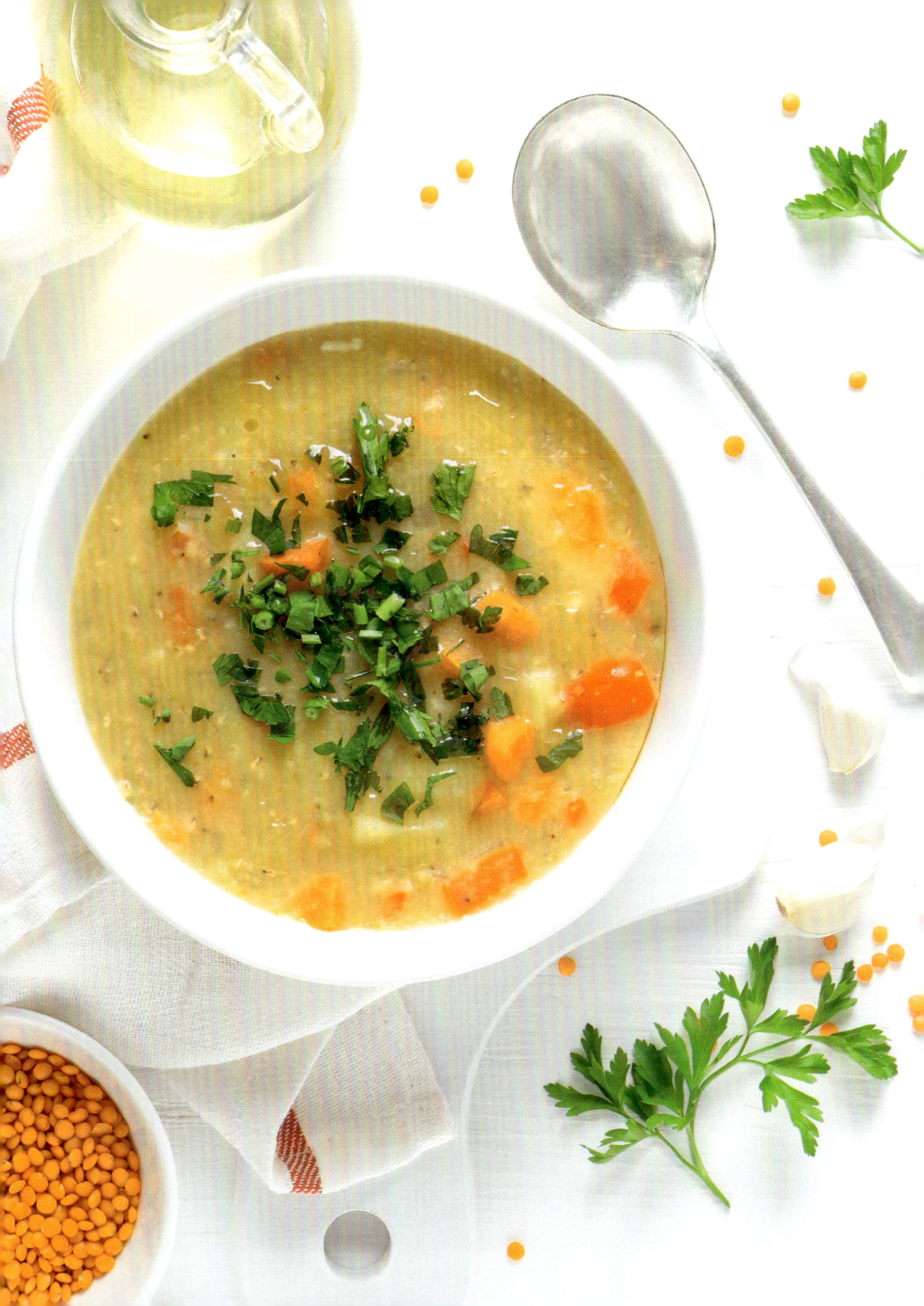

# HÜHNERSUPPE

**Zutaten für 6 Portionen**

*1 ½ kg mageres Suppenhuhn, 1 Bund Suppengrün, 1 große Zwiebel, 1 Knoblauchzehe, 3 Stängel Petersilie, 2 Lorbeerblätter, 5 schwarze Pfefferkörner, 4 Kartoffeln, 4 Möhren, ½ Brokkoli, ½ Blumenkohl, 200 g Erbsen (TK-Produkt), Salz, frisch gemahlener Pfeffer*

**Zubereitung** *ca. 2 Std.*

**Pro Portion** *ca. 354 kcal • 38 g EW • 15 g F • 17 g KH*

1. Suppenhuhn waschen und mit 2 Litern Wasser in einen großen Topf geben. Suppengrün putzen bzw. schälen, waschen und klein schneiden. Zwiebel und Knoblauch schälen und grob hacken. Petersilie waschen und trocken schütteln. Alles zum Suppenhuhn geben. Lorbeerblätter und Pfefferkörner zufügen. Abgedeckt bei geringer Hitze ca. 1 ½ Stunden köcheln lassen.

2. Kartoffeln schälen, waschen und in mundgerechte Stücke schneiden. Möhren putzen, schälen und klein schneiden. Brokkoli und Blumenkohl putzen, waschen und in kleine Röschen teilen. Suppenhuhn aus dem Topf heben und leicht abkühlen lassen. Haut abziehen und Fleisch von den Knochen lösen. Hühnerfleisch in mundgerechte Stücke schneiden.

3. Brühe über einem Sieb in einen zweiten Topf gießen. Kartoffeln, Möhren, Brokkoli, Blumenkohl und Erbsen zugeben und ca. 20 Minuten gar köcheln lassen. Hühnerfleisch zugeben und kurz erhitzen. Mit Salz und Pfeffer abschmecken. Hühnersuppe in Suppenschälchen anrichten und servieren.

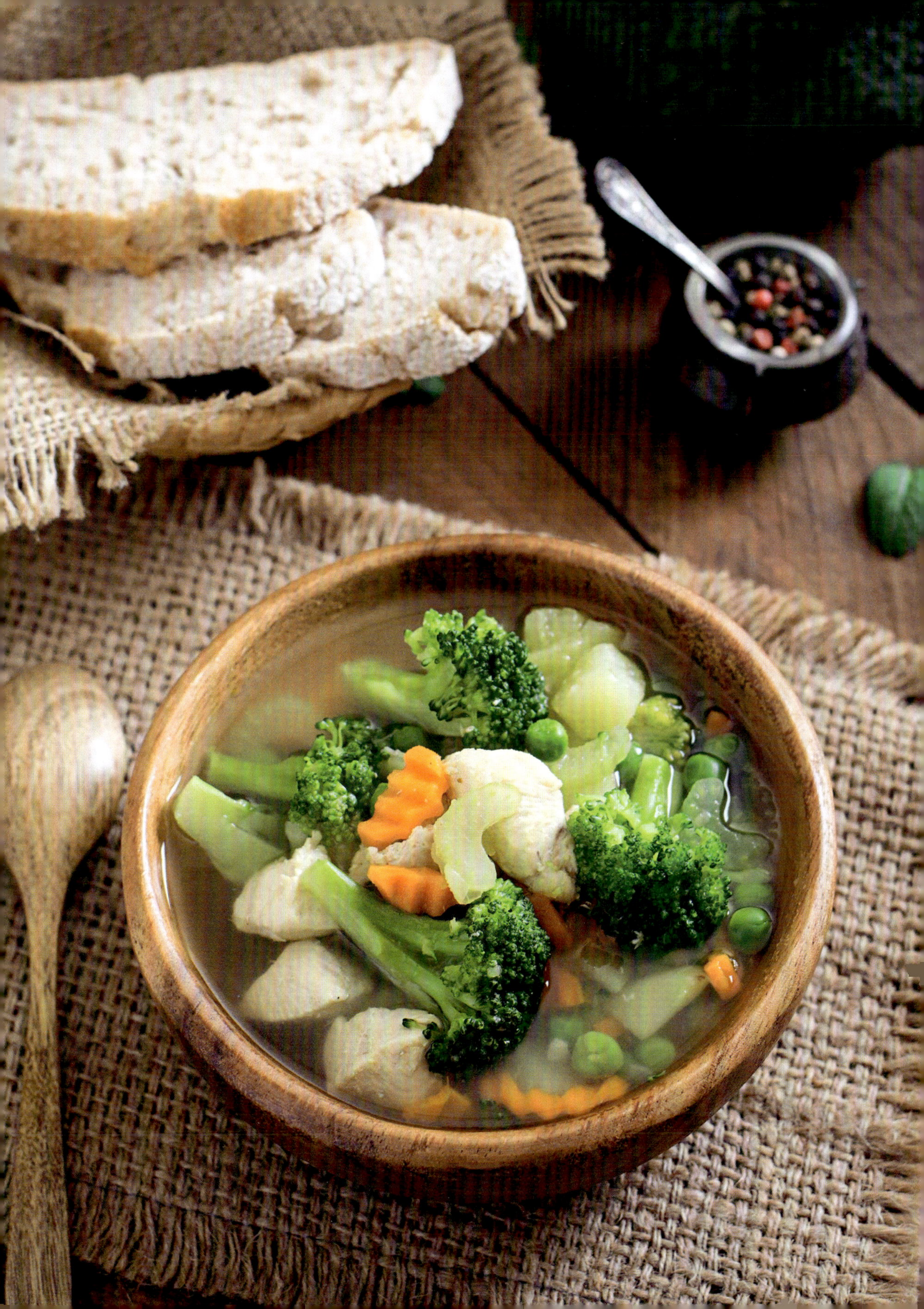

# Haupt-
# mahlzeiten

# SALAT-WRAPS MIT TOFU UND SATÉ-SOSSE

## Zutaten für 4 Portionen

*1 Knoblauchzehe, 1 kleines Stück Ingwer, 120 g Erdnussmus, 6 EL Sojasoße, 1 EL Chilisoße, 3 TL Ahornsirup, Saft von 1 Limette, 500 g Champignons, 4 Radieschen, 3 Möhren, 1 Frühlingszwiebel, 1 Bund Koriander, 400 g fester Tofu, 4 EL Erdnüsse, 1 EL Sesamöl, 12 große Salatblätter*

**Zubereitung** *ca. 50 Min.*

**Pro Portion** *ca. 416 kcal • 24 g EW • 24 g F • 20 g KH*

1. Knoblauch und Ingwer schälen und fein hacken. Erdnussmus, 3 Esslöffel Sojasoße, Chilisoße, Ahornsirup und Limettensaft zufügen und gut vermischen. Champignons waschen, putzen und klein schneiden. Radieschen waschen, putzen und in Scheiben schneiden. Möhren putzen, schälen und in feine Streifen schneiden. Frühlingszwiebeln putzen, waschen und in dünne Röllchen schneiden. Koriander waschen, trocken schütteln und Blätter von den Stielen zupfen. Koriander fein hacken. Erdnüsse fein hacken. Tofu würfeln.

2. Sesamöl in einer Pfanne erhitzen und Tofuwürfel darin kurz scharf anbraten. Hitze reduzieren und Tofu weiter leicht braun braten. Ca. 4 Esslöffel Soße zugeben, Tofu damit bedecken und weiterbraten, bis er goldbraun ist. Aus der Pfanne nehmen und beiseitestellen.

3. Champignons in die Pfanne geben und andünsten. Restliche Sojasoße zugeben und Pilze ca. 5 Minuten köcheln lassen. Flüssigkeit abgießen, Tofu in die Pfanne geben und bei geringer Hitze ca. 5 Minuten erwärmen. Salatblätter auf 4 Tellern anrichten und darauf jeweils 2–3 Esslöffel Tofu-Pilz-Mix geben. Mit Gemüse, Erdnüssen und Koriander garnieren. Etwas Soße darüberträufeln und servieren.

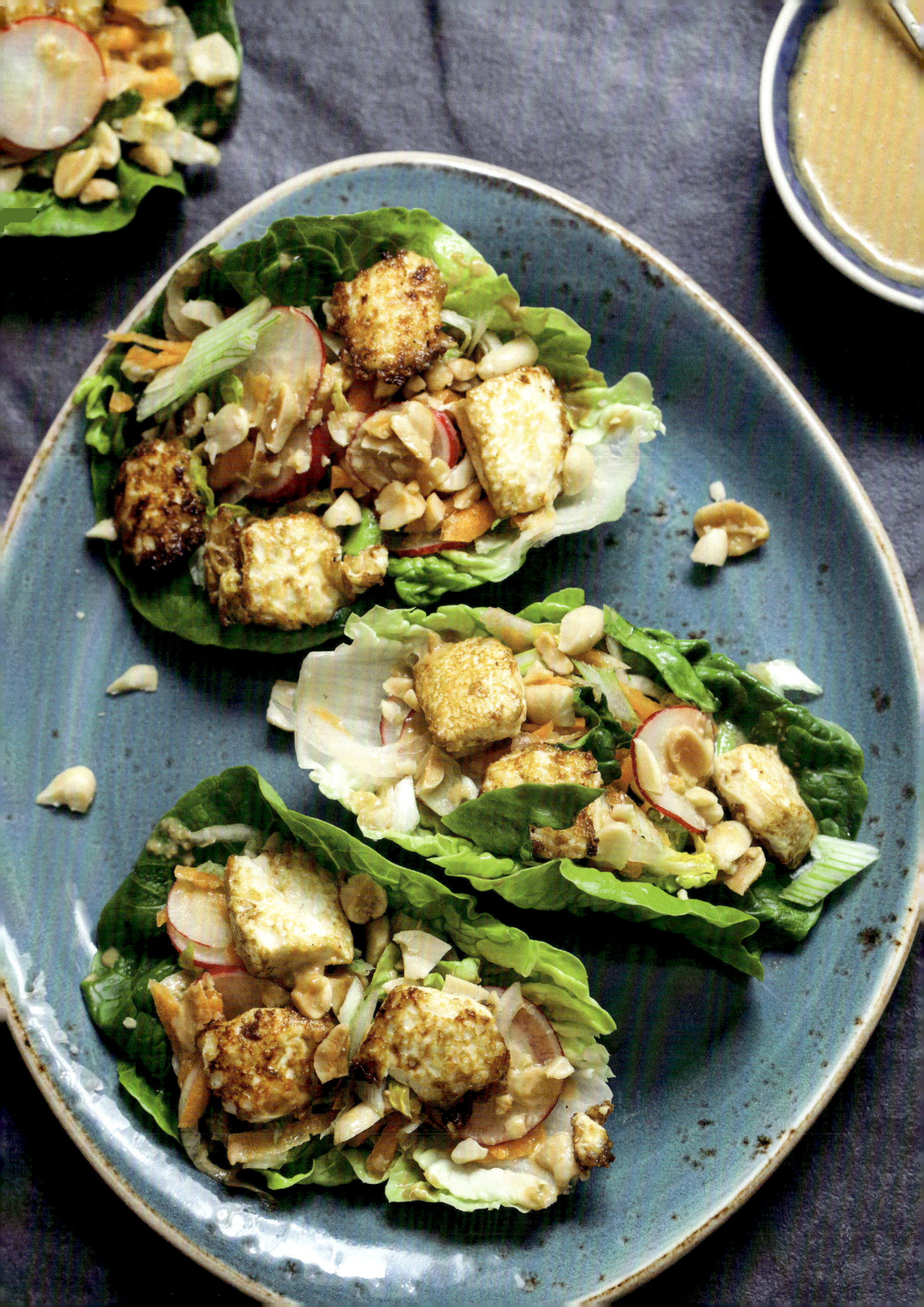

# ROTES LINSEN-CURRY

## Zutaten für 4 Portionen

*300 g rote Linsen, 1 TL Kreuzkümmel, 1 Zwiebel, 1 Knoblauchzehe, 1 kleines Stück Ingwer, 3 EL Öl, 2 EL Kokosraspel, 1 kleine Dose Tomaten, 1 TL Kurkuma, 1 Prise Cayennepfeffer, 2 TL Salz, 50 g Sahne, ½ TL Koriander, ½ TL Garam Masala, Zitronensaft, etwas Naturjoghurt zum Garnieren, Koriandeblätter zum Garnieren*

**Zubereitung** *ca. 1 Std.*

**Pro Portion** *ca. 415 kcal • 21 g EW • 15 g F • 43 g KH*

1. Linsen über einem Sieb unter fließendem Wasser abspülen und abtropfen lassen. In einen Topf mit ca. 1 Liter Wasser geben und aufkochen lassen. Bei geringer Hitze ca. 15 Minuten köcheln lassen, bis die Linsen weich sind. Kreuzkümmel grob mörsern.

2. Zwiebel, Knoblauch und Ingwer schälen und fein hacken. Öl in einer Pfanne erhitzen und Zwiebel, Knoblauch und Kreuzkümmel darin goldbraun anrösten. Ingwer und Kokosraspel zugeben und ca. 1 Minute mitbraten. Tomaten zugeben und bei geringer Hitze ca. 5 Minuten köcheln lassen.

3. Kurkuma, Cayennepfeffer, Salz, Sahne und Linsen mit Kochflüssigkeit zugeben und alles bei geringer Hitze ca. 10–15 Minuten köcheln lassen. Kurz vor dem Servieren mit Koriander, Garam Masala und Zitronensaft abschmecken. Rotes Linsen-Curry in 4 Schälchen verteilen und mit einem Klecks Joghurt und Korianderblättchen garniert servieren.

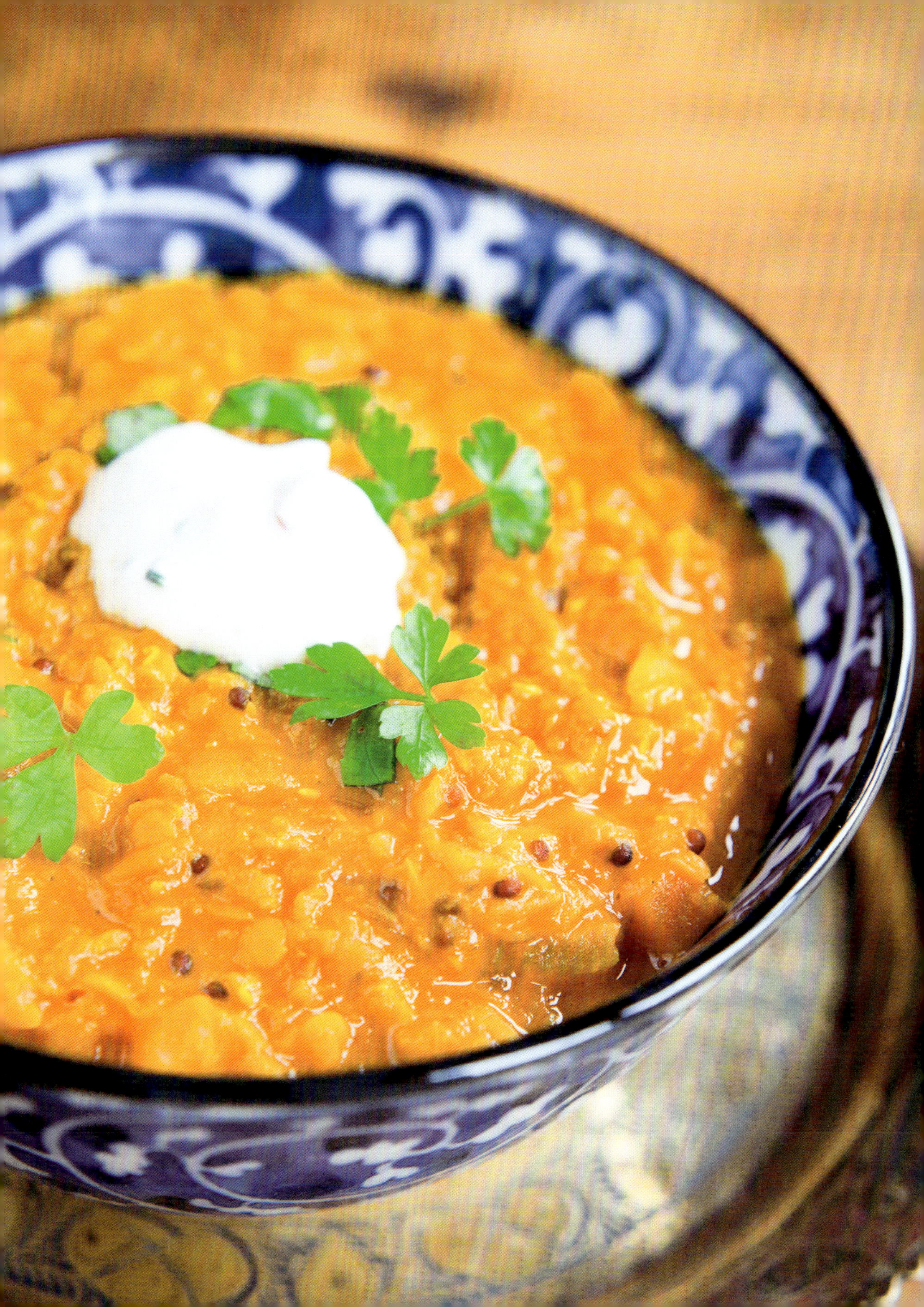

# AUBERGINEN-LASAGNE

**Zutaten für 4 Portionen**

*2 große Auberginen, 2 Möhren, 1 Stange Sellerie, 1 Zwiebel, 2 Knoblauchzehen, 2 EL Öl, 400 g Rinderhackfleisch, 1 EL Tomatenmark, Salz, frisch gemahlener Pfeffer, edelsüßes Paprikapulver, italienische Kräuter, 1 Dose stückige Tomaten, 100 g geriebener Käse*

**Zubereitung** *ca. 40 Min.*
**Backzeit** *ca. 40 Min.*

**Pro Portion** *ca. 454 kcal • 32 g EW • 27 g F • 13 g KH*

1. Backofen auf 200 °C (Umluft: 180 °C) vorheizen. Backblech mit Backpapier auslegen. Auberginen waschen, putzen, trocken tupfen und längs in ca. fingerdicke Scheiben schneiden.

2. Auberginen auf das Backpapier legen und im vorgeheizten Backofen von beiden Seiten ca. 5–7 Minuten grillen, bis die Auberginen Farbe annehmen.

3. Möhren und Sellerie putzen, schälen und fein würfeln. Zwiebel und Knoblauch schälen und fein hacken. 1 Esslöffel Öl in einer Pfanne erhitzen und alles darin anrösten. Hackfleisch zugeben und krümelig braun braten. Tomatenmark untermischen und kurz mitbraten. Mit Gewürzen abschmecken.

4. Tomaten und etwas Wasser zugeben. Bei geringer Hitze ca. 20 Minuten leicht köcheln lassen. Auflaufform mit restlichem Öl ausstreichen. Abwechselnd Soße und Auberginenscheiben in die Form schichten. Mit Soße beginnen und abschließen. Geriebenen Käse darauf verteilen. Auberginen-Lasagne im vorgeheizten Backofen ca. 35–40 Minuten garen.

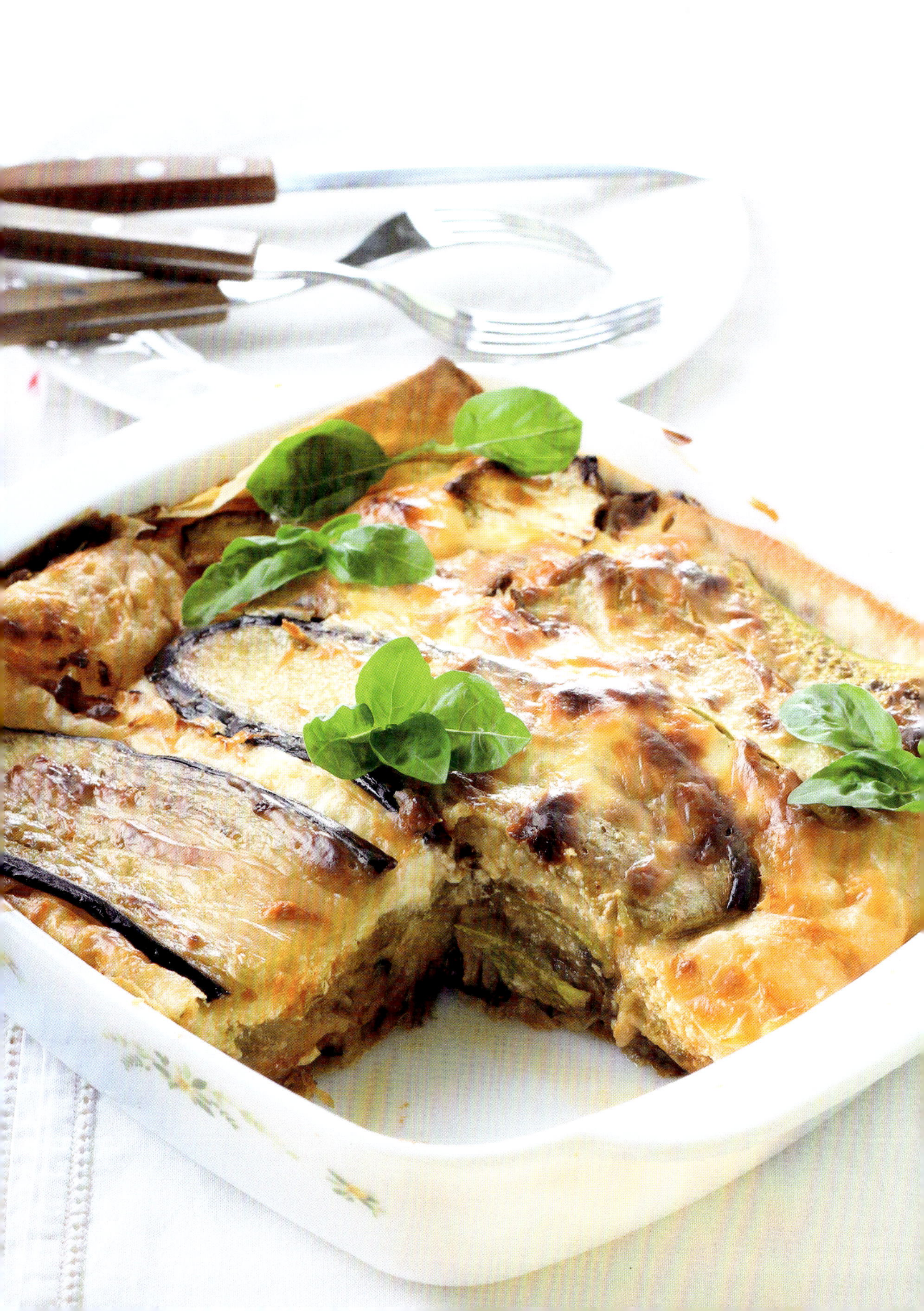

# HALLOUMI MIT GRILLGEMÜSE

**Zutaten für 2 Portionen**

*1 kleine Aubergine, 1 rote Paprikaschote,
1 gelbe Paprikaschote, 1 Zwiebel,
1–2 Knoblauchzehen, 7 EL Olivenöl,
Salz, frisch gemahlener Pfeffer,
200 g Halloumi, 150 g Rauke,
2 TL grünes Pesto, 1 TL Balsamico,
1 TL Senf, 4 EL Sonnenblumenkerne*

**Zubereitung** *ca. 30 Min.*

**Pro Portion** *ca. 733 kcal • 33 g EW • 56 g F • 18 g KH*

1. Aubergine waschen, putzen, schälen und längs in dünne Scheiben schneiden. Paprikas putzen, waschen und vierteln. Zwiebel schälen und in Ringe schneiden. Knoblauch schälen und halbieren. Gemüse mit 1 Esslöffel Öl bestreichen und mit Salz und Pfeffer würzen.

2. Grillpfanne mit 1 Esslöffel Öl erhitzen. Gemüse portionsweise darin ca. 3–4 Minuten anbraten, Halloumi in fingerdicke Scheiben schneiden. Grillpfanne mit 1 Esslöffel Öl erhitzen und Käse darin von beiden Seiten goldbraun anbraten. Rauke waschen und trocken schütteln.

3. Für das Dressing Pesto, Balsamico, Senf und restliches Öl vermischen und mit Salz und Pfeffer abschmecken. Rauke auf 2 Tellern verteilen. Halloumi und Grillgemüse darauf anrichten. Mit Sonnenblumenkernen bestreuen und mit Dressing servieren.

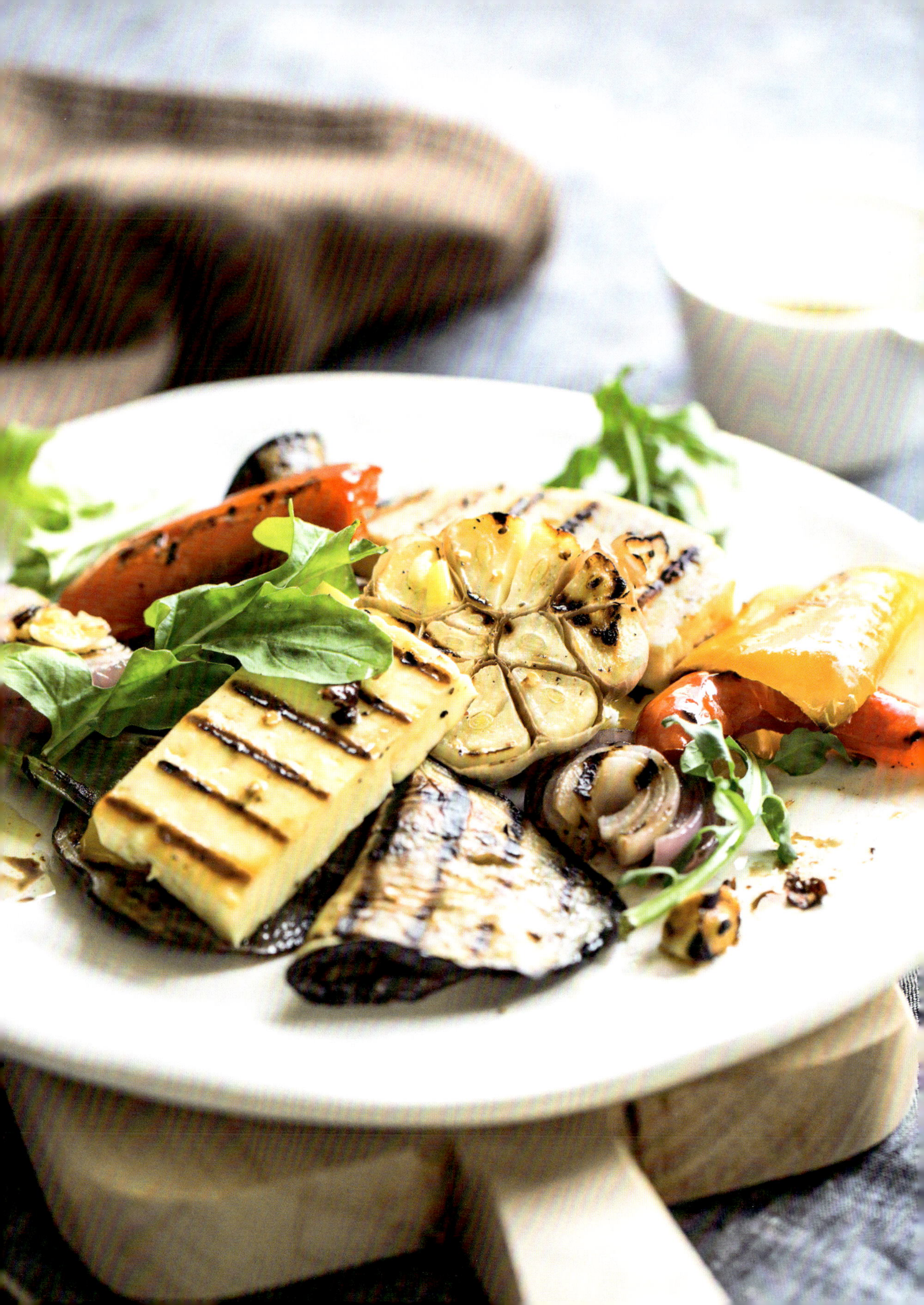

# ÜBERBACKENER BLUMENKOHL

## Zutaten für 4 Portionen

*2 kleine Köpfe Blumenkohl, Salz,*
*30 g Butter und etwas Butter für die Form,*
*300 g Erbsen, 30 g Mehl, 500 ml Milch,*
*1 TL Curry, etwas frisch geriebener Muskat,*
*2 Eigelb, 150 g Crème fraîche*

**Zubereitung** *ca. 20 Min.*
**Backzeit** *ca. 40 Min.*

**Pro Portion** *ca. 427 kcal • 19 g EW • 25 g F • 28 g KH*

1. Blumenkohl putzen, waschen und in kleine Röschen teilen. Wasser in einem Topf zum Kochen bringen und Salz zufügen. Eiswasser bereitstellen. Blumenkohl in kochendes Wasser geben und ca. 5 Minuten blanchieren. Herausheben und in Eiswasser abschrecken. Über einem Sieb abtropfen lassen. 500 Milliliter Blumenkohlwasser über einem Sieb abgießen und beiseitestellen.

2. Auflaufform mit Butter ausstreichen. Blumenkohlröschen und Erbsen einschichten. Backofen auf 200 °C (Umluft: 180 °C) vorheizen. Butter in einem Topf erhitzen. Mehl einstreuen und alles mit dem Schneebesen zu einer glatten Masse verrühren. Milch und Blumenkohlwasser unter ständigem Rühren in dünnem Strahl zugießen. Zum Kochen bringen und kurz köcheln lassen. Soße mit Salz, Curry und Muskat abschmecken.

3. Eigelbe in eine Schüssel geben und mit Crème fraîche vermischen. In die Soße rühren. Soße gleichmäßig über das Gemüse geben und alles im vorgeheizten Backofen ca. 40 Minuten backen. Dazu schmeckt Kartoffelpüree.

# ZUCCHINI-HÄHNCHEN-PFANNE

**Zutaten für 1 Portion**

*150 g Hähnchenbrust, 1 TL Olivenöl, ½ Zucchini, 1 Bund Petersilie, 1 Bund Schnittlauch, 100 ml Milch, 50 g Frischkäse, 30 g geriebener Parmesan, 1 TL Oregano, Salz, frisch gemahlener Pfeffer*

**Zubereitung** *ca. 25 Min.*

**Pro Portion** *ca. 508 kcal • 53 g EW • 28 g F • 10 g KH*

1. Hähnchenbrust waschen und trocken tupfen. Öl in einer Pfanne erhitzen und Hähnchenbrust von beiden Seiten ca. 5 Minuten braten. Zucchini putzen und waschen. Mit dem Sparschäler in feine Scheiben hobeln. Petersilie waschen, trocken schütteln und Blätter fein hacken. Schnittlauch waschen, trocken schütteln und in Ringe schneiden.

2. Hähnchen aus der Pfanne nehmen, kurz abkühlen lassen und in mundgerechte Stücke schneiden. Milch in die Pfanne geben und Frischkäse und Parmesan zufügen. Kurz aufkochen lassen. Petersilie, Schnittlauch und Oregano unterrühren und mit Salz und Pfeffer abschmecken. Hähnchen und Zucchini in die Soße geben und kurz erwärmen.

# QUINOA-PATTIES MIT SALAT

**Zutaten für 2 Portionen**

*2 kleine Zucchini, 1 Knoblauchzehe, einige Stängel Koriander, 120 g Quinoa, Olivenöl, Salz, frisch gemahlener Pfeffer, ½ TL Kurkuma, 3 EL Mehl, 25 g Parmesan, 1–2 EL griechischer Joghurt, 100 g Cocktailtomaten, 200 g Salatmischung, 4 EL Balsamico*

**Zubereitung** *ca. 40 Min. + ca. 10 Min. Kühlzeit*

**Pro Portion** *ca. 460 kcal • 20 g EW • 11 g F • 63 g KH*

1. Topf mit Wasser zum Kochen bringen. 1 Zucchini putzen, waschen und mit einer groben Reibe reiben. Zucchiniabrieb auf ein sauberes Küchentuch legen und vorsichtig Wasser auspressen. Restliche Zucchini putzen, waschen und in feine Würfel schneiden. Knoblauch schälen und fein hacken. Koriander waschen, trocken schütteln und fein hacken.

2. Quinoa in ein Sieb geben und unter fließendem warmem Wasser gründlich waschen. Quinoa in kochendes Wasser geben und ca. 15 Minuten köcheln lassen. 1 Esslöffel Olivenöl in einer Pfanne erhitzen und Knoblauch darin andünsten. Zucchini zugeben und mit Salz und Pfeffer würzen. Ca. 3 Minuten unter gelegentlichem Rühren anbraten. In eine Schüssel geben. Quinoa mit einer Gabel auflockern und unterheben. Mit Kurkuma würzen.

3. Mehl, Parmesan, Joghurt und Koriander zugeben und alles gut vermischen. Quinoa-Masse ca. 10 Minuten kühl stellen. Aus der Masse 4 Patties formen. 1 Esslöffel Olivenöl in einer Pfanne erhitzen und Patties darin von jeder Seite ca. 3–4 Minuten goldbraun braten.

4. Tomaten waschen und halbieren. Salat waschen und trocken schütteln. Salat und Tomaten anrichten, mit Salz und Pfeffer würzen und mit etwas Olivenöl und Balsamico beträufeln. Mit Quinoa-Patties servieren.

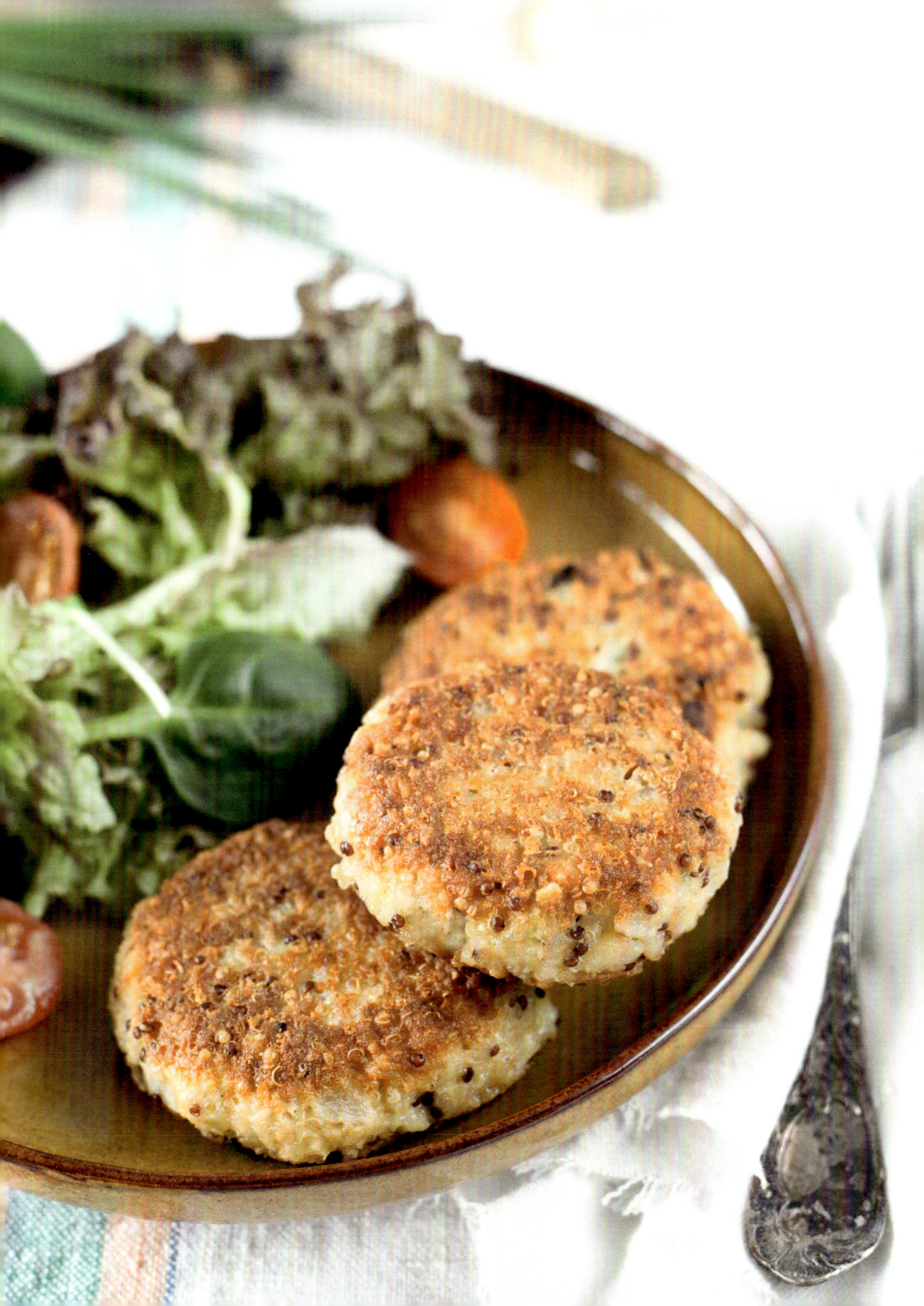

# SPAGHETTI MIT SPINAT UND PINIENKERNEN

**Zutaten für 4 Portionen**

*500 g Vollkornspaghetti, Salz, 1 Zwiebel, 1 Knoblauchzehe, 1 EL Sesamöl, 500 g Spinat (TK-Produkt), 1–2 TL Speisestärke, 1 TL Sesam, frisch gemahlener Pfeffer, etwas frisch geriebener Muskat, 1 Prise edelsüßes Paprikapulver, etwas saure Sahne, 1 EL Pinienkerne, 4 EL geriebener Parmesan*

**Zubereitung** *ca. 25 Min.*

**Pro Portion** *ca. 553 kcal • 21 g EW • 9 g F • 86 g KH*

1. Spaghetti in reichlich kochendem Salzwasser nach Packungsanweisung bissfest garen. Zwiebel und Knoblauch schälen und fein hacken. Öl in einem Topf erhitzen und Zwiebel und Knoblauch darin anrösten. Spinat und ca. 120 Milliliter Wasser zugeben und alles zum Kochen bringen. Kurz dünsten lassen.

2. Stärke und Sesam unterrühren. Mit Pfeffer, Muskat, Paprikapulver und saurer Sahne abschmecken. Spaghetti unter die Spinat-Soße rühren und alles gut vermischen. Auf Tellern anrichten und mit Pinienkernen und Parmesan bestreut servieren.

Tipp Wer mag, kann die Pinienkerne vorher anrösten: Pinienkerne ohne Fettzugabe in einer kleinen Pfanne rösten und auf einem Teller abkühlen lassen.

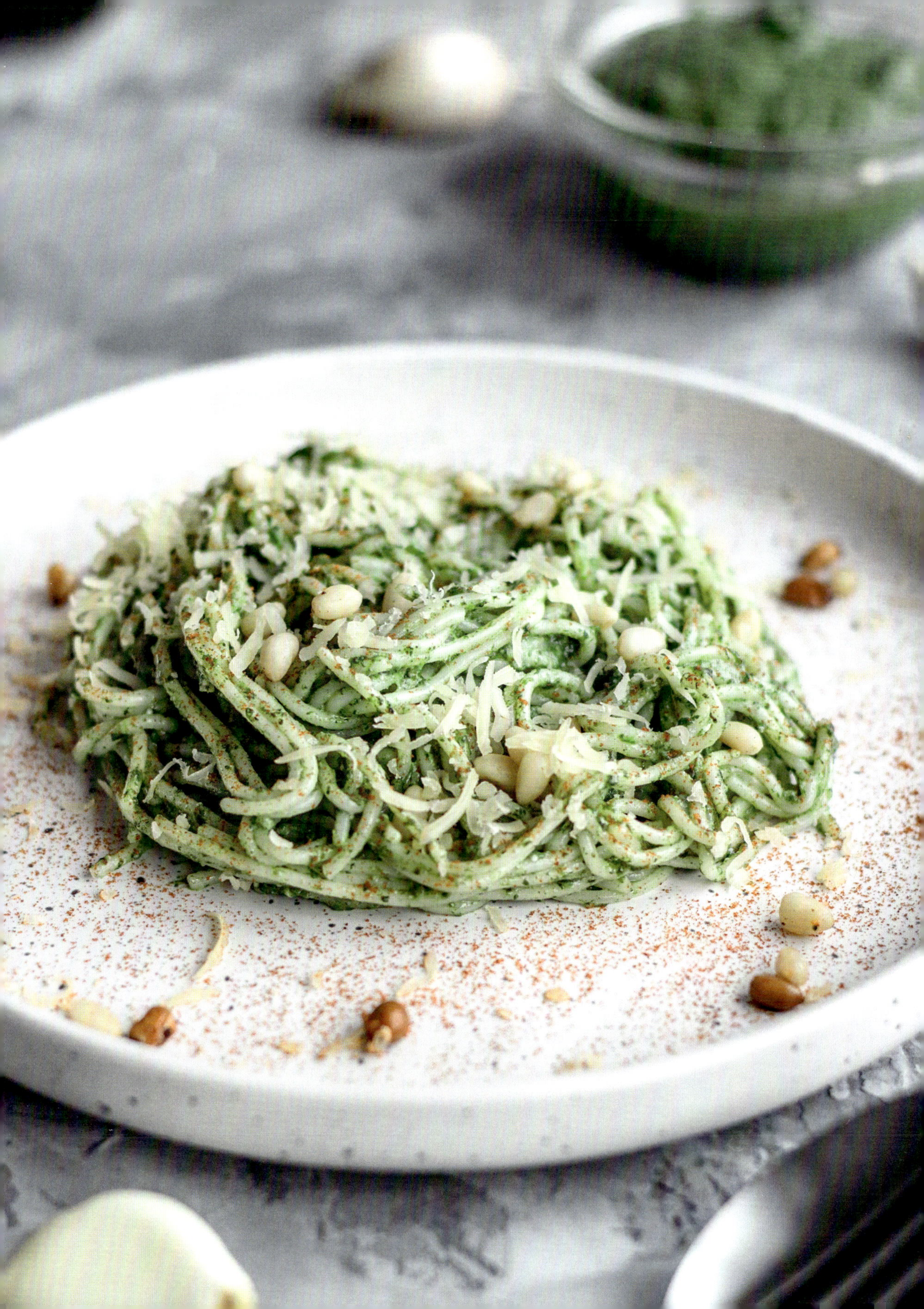

# KABELJAU IN TOMATENSOSSE

**Zutaten für 4 Portionen**

*1 ½ kg Tomaten, 1 Zwiebel, 2–3 Knoblauchzehen, 4 EL schwarze Oliven, 2 TL Fenchelsamen, 800 g Kartoffeln, 2 EL Olivenöl, Salz, frisch gemahlener Pfeffer, 300 ml Fischfond, ½ TL rosenscharfes Paprikapulver, 600 g Kabeljaufilet, einige Stängel Basilikum*

**Zubereitung** *ca. 1 Std.*

**Pro Portion** *ca. 390 kcal • 32 g EW • 10 g F • 41 g KH*

1. Tomaten waschen und Stielansätze herausschneiden. Wasser zum Kochen bringen und Tomaten darin blanchieren. In Eiswasser abschrecken, von der Haut befreien und grob in Würfel schneiden. Zwiebel und Knoblauch schälen und fein hacken. Oliven in Scheiben schneiden. Fenchelsamen im Mörser zerstoßen. Kartoffeln waschen, schälen und in reichlich kochendem Wasser gar kochen.

2. Öl in einem Topf erhitzen und Fenchelsamen darin kurz anrösten. Zwiebel und Knoblauch zugeben und kurz mitrösten. Tomaten und Oliven zugeben. Mit Salz und Pfeffer würzen. Alles bei geringer Hitze ca. 10 Minuten köcheln lassen. Fond zugießen und weitere ca. 15 Minuten köcheln lassen. Mit Paprikapulver abschmecken.

3. Kabeljau waschen, trocken tupfen und in mundgerechte Stücke schneiden. Mit Salz und Pfeffer würzen. Zum Tomatensugo geben und bei geringer Hitze ca. 5–7 Minuten garen. Basilikum waschen, trocken schütteln, Blättchen abzupfen und fein hacken. Kartoffeln halbieren und untermischen. Kabeljau in Tomatensoße mit Basilikum bestreut servieren.

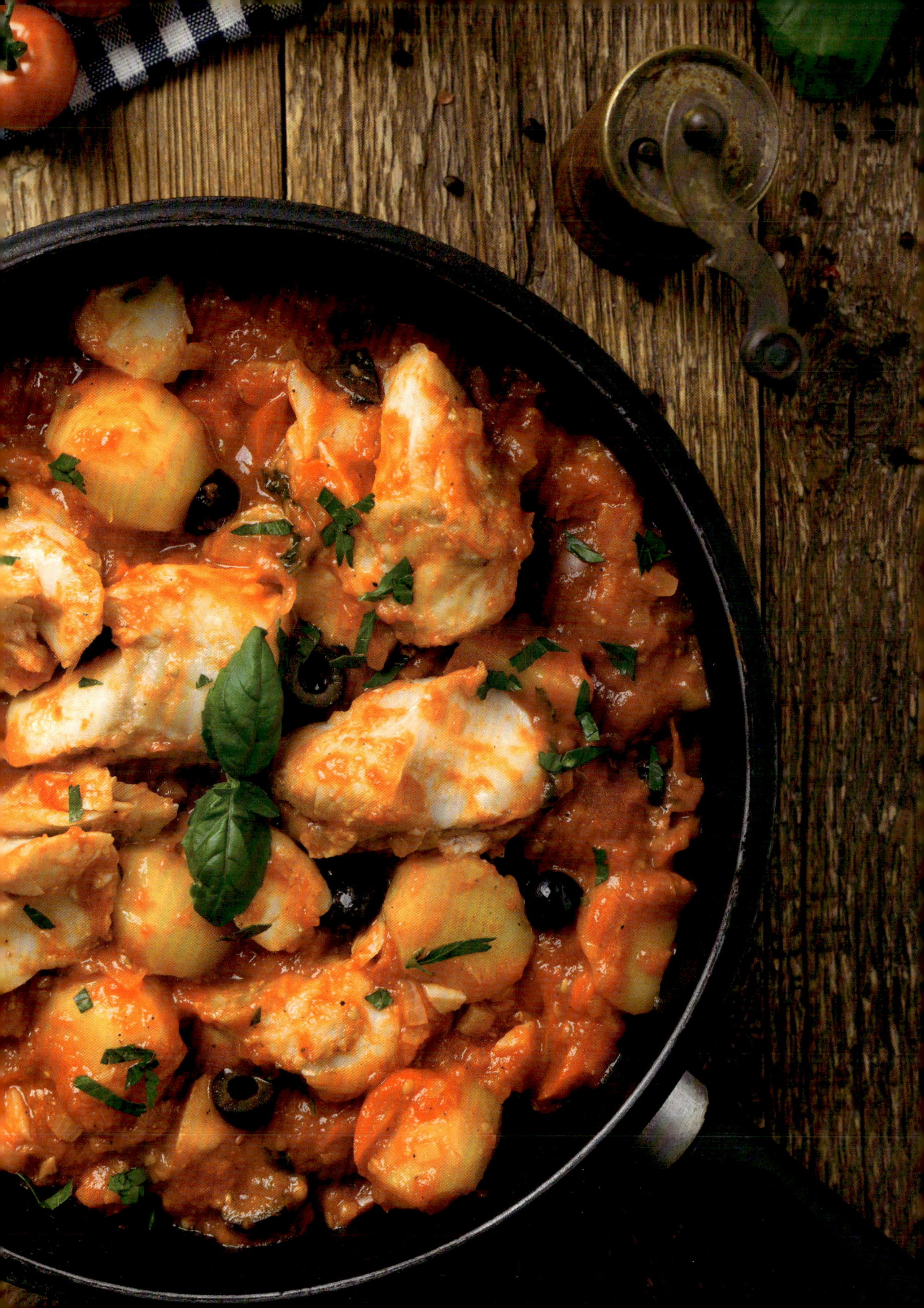

# SPITZKOHL-QUICHE

**Zutaten für 1 Quiche**

*120 g Vollkornmehl und etwas Mehl für die Arbeitsfläche, 3 Eier, 80 g kalte Butter in Würfeln und etwas Butter für die Form, Salz, 700 g Spitzkohl, 250 g Möhren, 1 Zwiebel, frisch gemahlener Pfeffer, ½ TL Curry, 350 g Joghurt, 200 g saure Sahne, etwas frisch geriebener Muskat*

**Zubereitung** *ca. 20 Min. + ca. 1 Std. Kühlzeit*
**Backzeit** *ca. 30 Min.*

**Pro Quiche** *ca. 1941 kcal • 75 g EW • 116 g F • 134 g KH*

1. Mehl in eine Schüssel geben und mit 1 Ei, 60 Gramm kalter Butter, 3 Esslöffeln kaltem Wasser und ½ Teelöffel Salz zu einem Teig verkneten. Teig ca. 1 Stunde im Kühlschrank kühl stellen.

2. Spitzkohl putzen, waschen und in dünne Streifen schneiden. Möhren putzen, schälen und grob raspeln. Zwiebel schälen und fein hacken. Restliche Butter in einem Topf schmelzen und Spitzkohl, Möhren und Zwiebel darin andünsten. Mit Salz, Pfeffer und Curry abschmecken. Backofen auf 180 °C (Umluft: 160 °C) vorheizen.

3. Teig auf eine bemehlte Arbeitsfläche legen und rund ausrollen. Gefettete Spring- oder Auflaufform damit auslegen und an den Rändern zu einem ca. 3 Zentimeter hohen Rand formen.

4. Restliche Eier in eine Schüssel geben und mit Joghurt und Sahne verrühren. Mit Salz, Pfeffer und Muskat abschmecken. Gemüse gleichmäßig auf dem Teig verteilen und Joghurtmischung darübergießen. Im vorgeheizten Backofen ca. 25–30 Minuten backen.

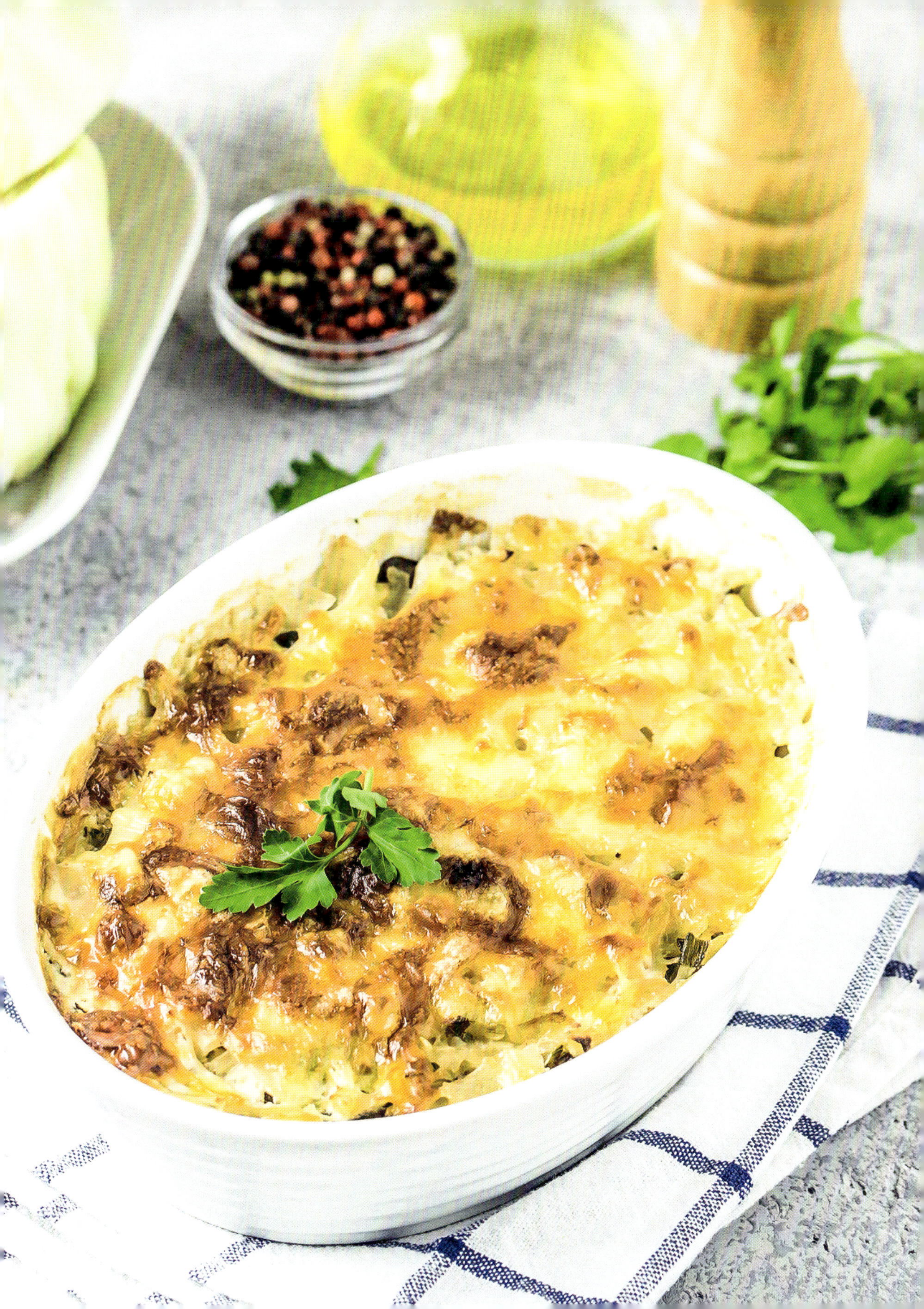

# Desserts

# QUARK-SOUFFLÉ MIT BEEREN

## Zutaten für 2 Portionen

*Fett für die Förmchen, 2 Eier, 1 Prise Salz, 80 g Xylit, 100 g Sahnequark, 1 EL Zitronensaft, 1 ½ TL Guarkernmehl, 1 TL Mandelmehl, 1 Prise Zimt, 150 g Blaubeeren (TK-Produkt), Puderxylit zum Bestäuben*

**Zubereitung** *ca. 25 Min.*

**Pro Portion** *ca. 314 kcal • 13 g EW • 13 g F • 11 g KH*

1. Backofen auf 180 °C (Umluft: 160 °C) vorheizen. 2 ofenfeste Förmchen mit Fett ausstreichen. Eier trennen. Eiweiße mit Salz steif schlagen. Eigelbe mit 40 Gramm Xylit schaumig schlagen. Quark, Zitronensaft, ½ Teelöffel Guarkernmehl, Mandelmehl und Zimt unterrühren. Eischnee unterheben.

2. Masse in Förmchen füllen und in eine Auflaufform stellen. Auflaufform mit etwas Wasser füllen. Im vorgeheizten Backofen ca. 15–20 Minuten goldbraun backen.

3. Blaubeeren in einen Topf geben und restliches Xylit zufügen. Bei mittlerer Hitze ca. 5 Minuten köcheln lassen. Restliches Guarkernmehl zugeben und aufkochen lassen. Quark-Soufflé mit Puderxylit bestäuben. Mit Beeren toppen und servieren.

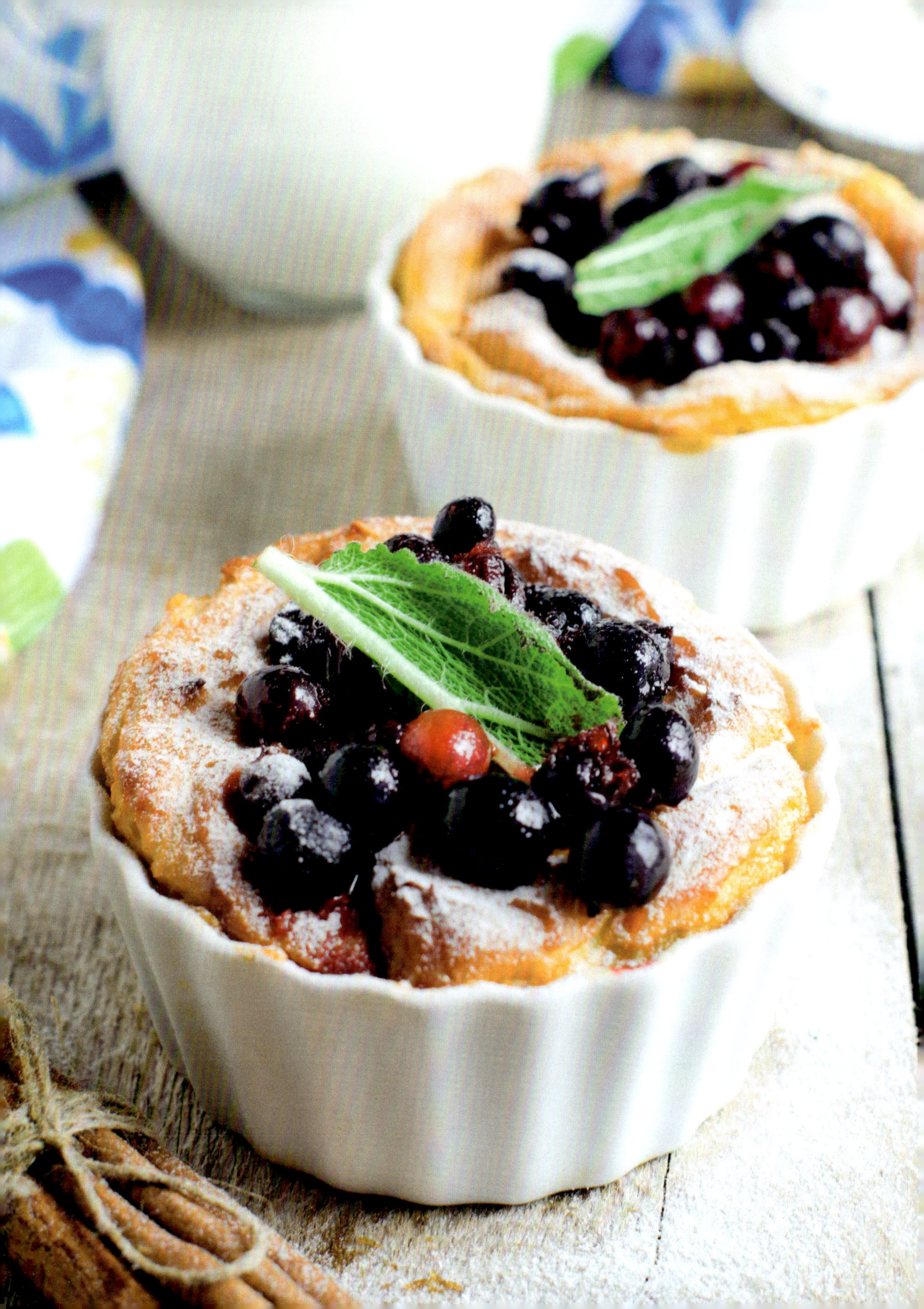

# MANDEL-CHIA-PUDDING

## Zutaten für 1 Portion

*60 ml Mandelmilch,*
*4 EL Chiasamen und einige Chiasamen zum Garnieren,*
*20 g gemahlene Mandeln,*
*1 TL Vanilleextrakt, 1 TL Kokosblütensirup,*
*½ Banane, 1 EL Mandeln*

**Zubereitung** *ca. 10 Min. + ca. 30 Min. Ruhezeit*

**Pro Portion** *ca. 425 kcal • 13 g EW • 26 g F • 25 g KH*

1. Mandelmilch in ein Glas gießen. Chiasamen, gemahlene Mandeln, Vanilleextrakt und Kokosblütensirup zugeben und alles gut verrühren. Ca. 30 Minuten im Kühlschrank quellen lassen.

2. Banane schälen und in Scheiben schneiden. Mandel-Chia-Pudding aus dem Kühlschrank nehmen und mit Bananenscheiben und Mandeln toppen. Mit Chiasamen garniert servieren.

Tipp Der Mandel-Chia-Pudding kann ganz nach Geschmack mit unterschiedlichen Früchten serviert werden. Besonders gut schmecken z. B. auch Himbeeren, Äpfel oder Erdbeeren.

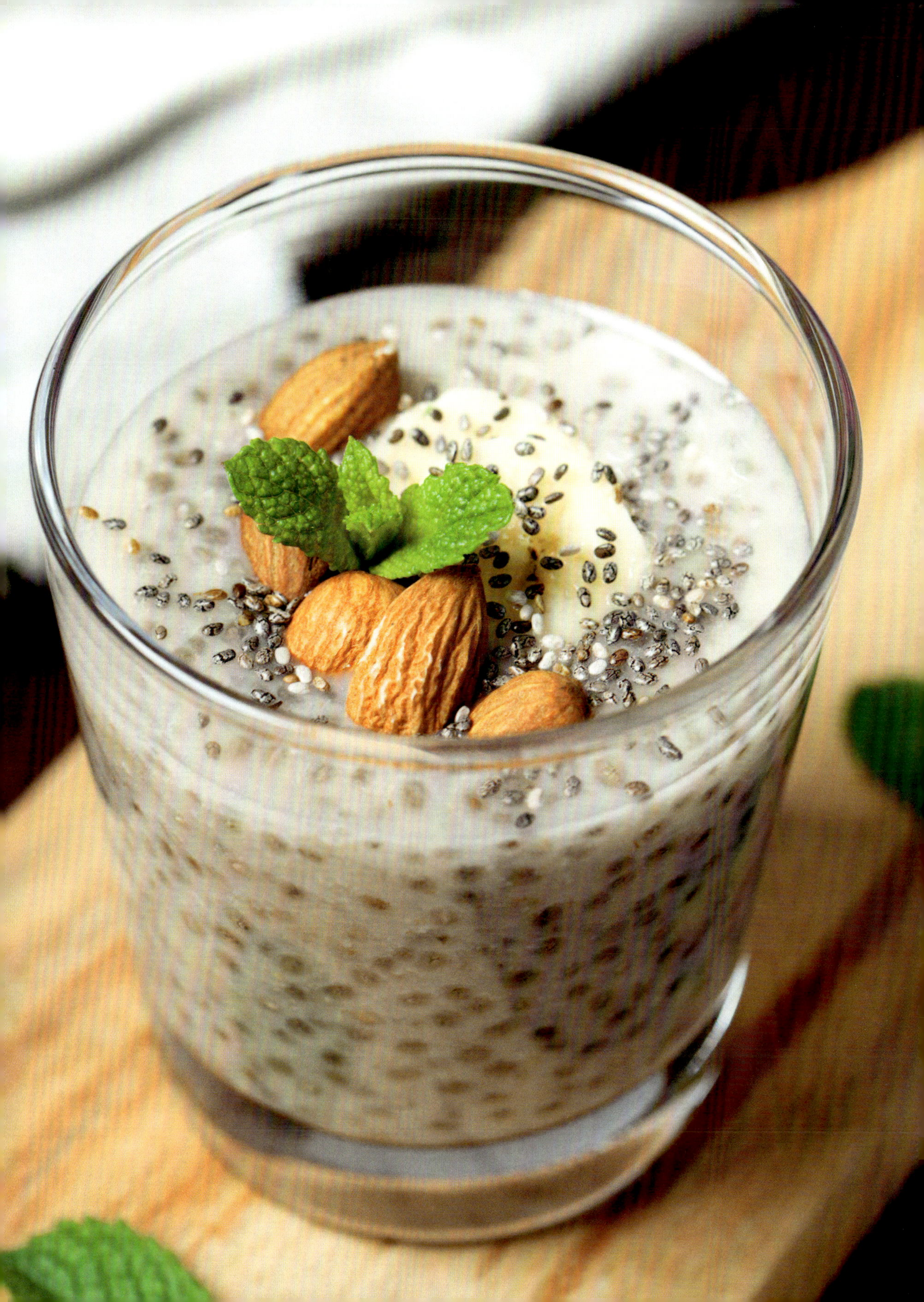

# AVOCADO-NICECREAM

**Zutaten für 6 Portionen**

*2 Avocados, 1 Banane,
3 Stängel Minze, 400 ml Kokosmilch,
3 EL Ahornsirup, 2 EL Zitronensaft*

**Zubereitung** *ca. 10 Min. + ca. 4 Std. Kühlzeit*

**Pro Portion** *ca. 291 kcal • 3 g EW • 24 g F • 12 g KH*

1. Avocados halbieren und entkernen. Fruchtfleisch mit einem Löffel entnehmen und in einen Standmixer geben. Banane schälen und klein schneiden. Minze waschen, trocken schütteln und Blättchen abzupfen.

2. Banane, Minze, Kokosmilch, Ahornsirup und Zitronensaft zur Avocado geben und im Standmixer zu einer glatten, cremigen Masse mixen. Mischung in eine flache Schüssel oder Auflaufform füllen und glatt streichen. Für ca. 4 Stunden in den Gefrierschrank stellen. Vor dem Servieren ca. 10 Minuten antauen lassen.

Tipp Verwenden Sie am besten eine vorgekühlte Form, die Sie ca. 2 Stunden vor der Zubereitung der Avocado-Nicecream in den Gefrierschrank stellen.

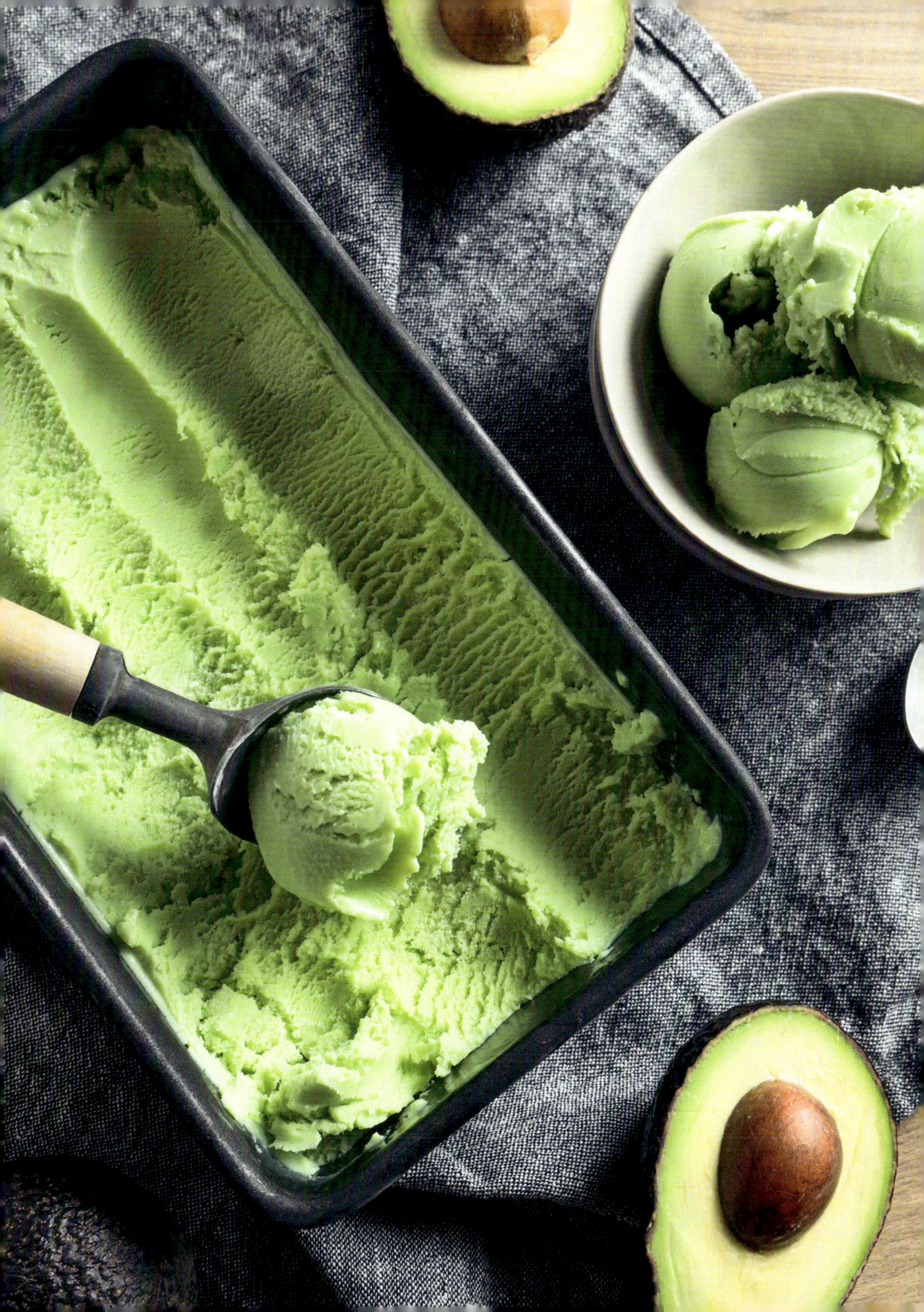

# KOKOS-CREME MIT SCHOKOLADE

## Zutaten für 3 Portionen

*200 g Sahne, 50 g Zartbitterschokolade, 1 EL Kokosöl, 1 Vanilleschote, 400 g griechischer Joghurt, 40 g Kokosraspel, 2 EL Xylit*

**Zubereitung** *ca. 15 Min. + ca. 30 Min. Kühlzeit*

**Pro Portion** *ca. 570 kcal • 8 g EW • 49 g F • 16 g KH*

1. Sahne steif schlagen. Schokolade klein hacken und in einem Topf mit Kokosöl schmelzen. Abkühlen lassen. Vanilleschote der Länge nach mit einem Messer halbieren und mit dem Messerrücken das Mark herauskratzen.

2. Griechischen Joghurt mit Vanillemark, Kokosraspel und Xylit verrühren. Sahne vorsichtig unterheben. Abwechselnd Schokolade und Kokoscreme in Dessertschälchen schichten. Mindestens ca. 30 Minuten im Kühlschrank fest werden lassen.

Tipp Xylit wird auch als Birkenzucker bezeichnet und ist ein Zuckeralkohol. Dieser Zuckeraustauschstoff sieht nicht nur aus wie Haushaltszucker, sondern hat auch eine ähnliche Süßkraft. Die Vorteile: Xylit beinhaltet deutlich weniger Kalorien und wird zudem insulinunabhängig verstoffwechselt. Der Blutzuckerspiegel steigt also nach dem Genuss von Xylit nicht an.

# ERDBEER-RHABARBER-GRÜTZE

**Zutaten für 4 Portionen**

*300 g Rhabarber, 2 EL Kokosblütenzucker, 3 EL Apfeldicksaft, 500 g Erdbeeren, 2 EL Speisestärke, 2 Stängel Minze, 150 g fettarmer Joghurt, 150 g Sahne-Joghurt, 2 EL Mineralwasser*

**Zubereitung** *ca. 30 Min. + ca. 2 Std. Kühlzeit*

**Pro Portion** *ca. 116 kcal • 4 g EW • 5 g F • 29 g KH*

1. Rhabarber waschen, putzen und in ca. 2 Zentimeter dicke Stücke schneiden. In einen breiten Topf geben. 1 ½ Esslöffel Kokosblütenzucker, 2 Esslöffel Apfeldicksaft und 150 Milliliter Wasser zufügen. Aufkochen lassen und alles abgedeckt bei geringer Hitze ca. 3–4 Minuten köcheln lassen.

2. Erdbeeren waschen, putzen und trocken tupfen. Größere Erdbeeren halbieren bzw. vierteln. Die Hälfte der Erdbeeren fein pürieren. Erdbeerpüree durch ein feines Sieb streichen. Zum Rhabarber geben und untermischen. Aufkochen lassen.

3. Stärke in eine kleine Schüssel geben und mit 6 Esslöffeln Wasser glatt rühren. Unter die Früchte rühren und unter ständigem Rühren ca. 1 Minute kochen lassen. Restliche Erdbeeren vorsichtig unterheben und alles mit restlichen Apfeldicksaft abschmecken. Erdbeer-Rhabarber-Grütze in Schälchen füllen und abkühlen lassen. Ca. 2 Stunden im Kühlschrank fest werden lassen.

4. Minze waschen und trocken schütteln. Blättchen abzupfen, fein schneiden und mit Joghurt, restlichem Kokosblütenzucker und Mineralwasser cremig verrühren. Erdbeer-Rhabarber-Grütze mit Minze-Joghurt servieren.

# APFEL-PFANNKUCHEN

**Zutaten für 4 Portionen**

*220 g Dinkel-Vollkornmehl,*
*2 Eier, 1 Prise Salz,*
*500 ml Milch, 1 EL Reissirup,*
*2 säuerliche Äpfel, 2 EL Öl,*
*etwas Xylit zum Bestreuen*

**Zubereitung** *ca. 20 Min. + ca. 20 Min. Ruhezeit*

**Pro Portion** *ca. 373 kcal • 14 g EW • 10 g F • 57 g KH*

1. Mehl in eine Schüssel geben und mit Eiern, Salz, Milch und Reissirup zu einem glatten Teig verrühren. Teig ca. 20 Minuten ruhen lassen.

2. Äpfel waschen, schälen und Kerngehäuse entfernen. Äpfel in ca. 1 Zentimeter dicke Scheiben schneiden.

3. Öl in einer Pfanne erhitzen. Apfelscheiben in den Teig tauchen und bei mittlerer Hitze von jeder Seite ca. 2 Minuten goldgelb braten. Mit etwas Xylit bestreuen und servieren.

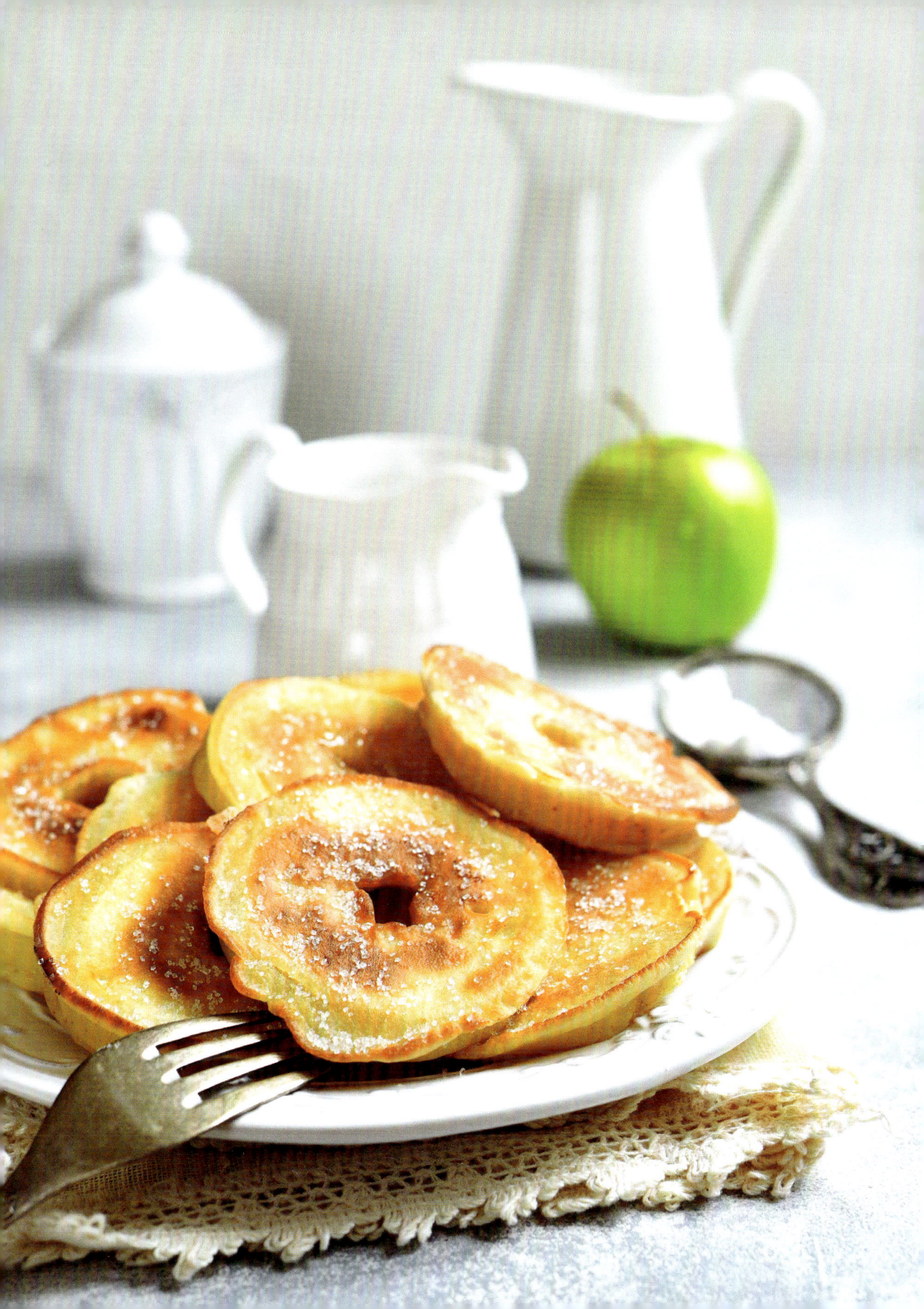

# LEICHTES ERDBEER-EIS

**Zutaten für 2 Portionen**

*300 g Erdbeeren (TK-Produkt) und einige frische Erdbeeren zum Garnieren, 100 g Magerquark, 1 TL Honig*

**Zubereitung** *ca. 10 Min.*

**Pro Portion** *ca. 91 kcal • 7 g EW • 1 g F • 13 g KH*

1. TK-Erdbeeren leicht antauen lassen. Erdbeeren in einen Mixer geben und Quark und Honig zufügen. Alles cremig pürieren.

2. Frische Erdbeeren waschen, putzen und trocken tupfen. Je nach Größe halbieren. Leichtes Erdbeer-Eis portionieren und in Schüsseln anrichten. Mit Erdbeeren garniert servieren.

Tipp Statt Honig können Sie auch Ahornsirup verwenden.

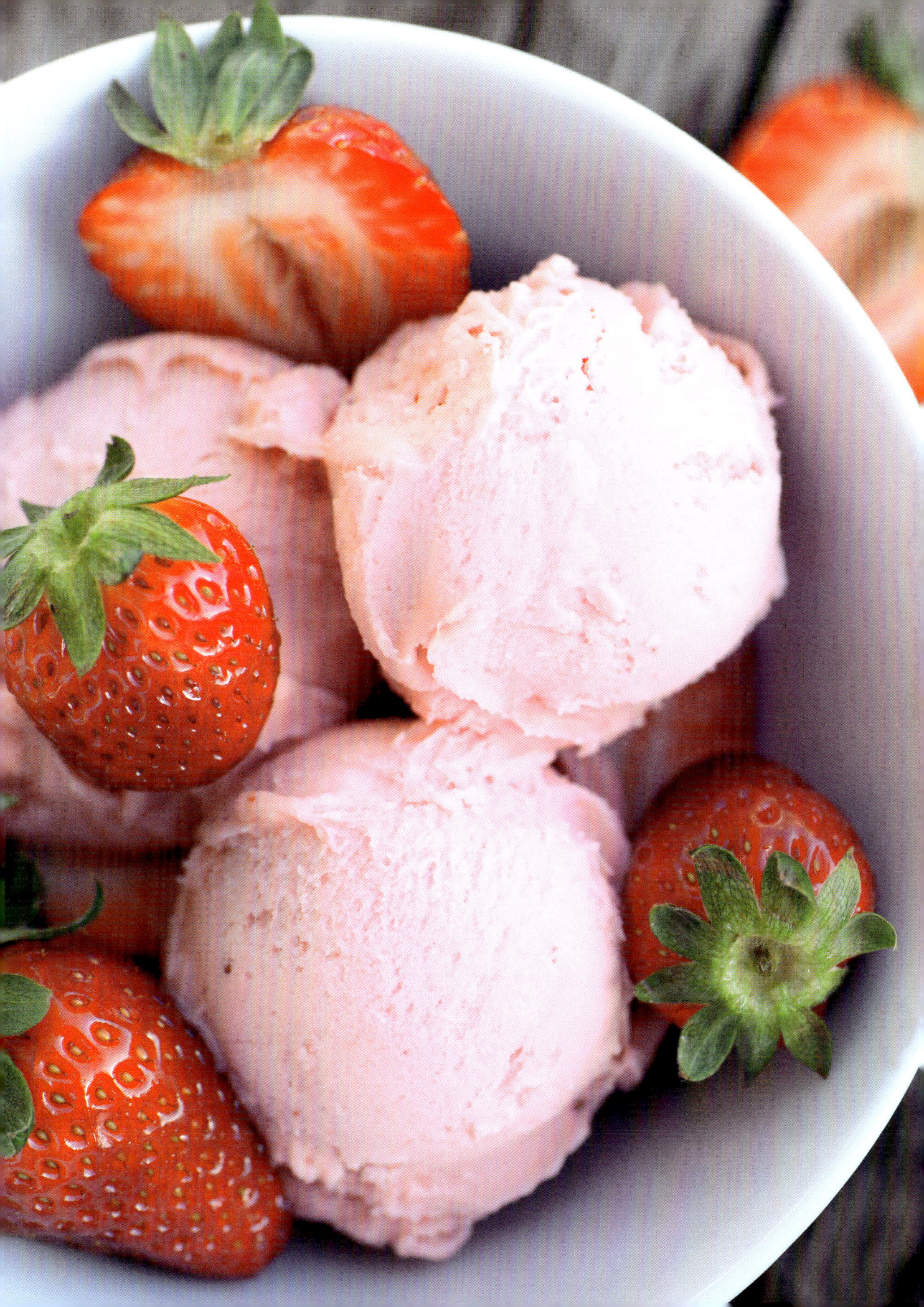

# HÜTTENKÄSE MIT BEEREN

**Zutaten für 2 Portionen**

*200 g Beerenmischung (frisch oder TK-Produkt), 6 Blätter Minze, 300 g Hüttenkäse, 1 EL Zitronensaft, flüssiger Süßstoff nach Belieben*

**Zubereitung** *ca. 10 Min.*

**Pro Portion** *ca. 193 kcal • 20 g EW • 6 g F • 13 g KH*

1. Frische Beeren verlesen, waschen und trocken tupfen. TK-Beeren auftauen und gut abtropfen lassen. Einen Teil der Beeren mit etwas Süßstoff pürieren. Minzblätter waschen, trocken schütteln und fein schneiden.

2. Hüttenkäse mit Zitronensaft vermischen und nach Geschmack mit Süßstoff süßen. Hüttenkäse in zwei Schälchen füllen, jeweils die Hälfte der Beerenmischung darauf verteilen und mit Minze bestreut servieren.

Tipp Wer auf Süßstoff lieber verzichten möchte, kann den Hüttenkäse mit Beeren auch mit Agavensirup oder Honig süßen. Achten Sie jedoch darauf, dass sich dann die Nährwerte erhöhen.

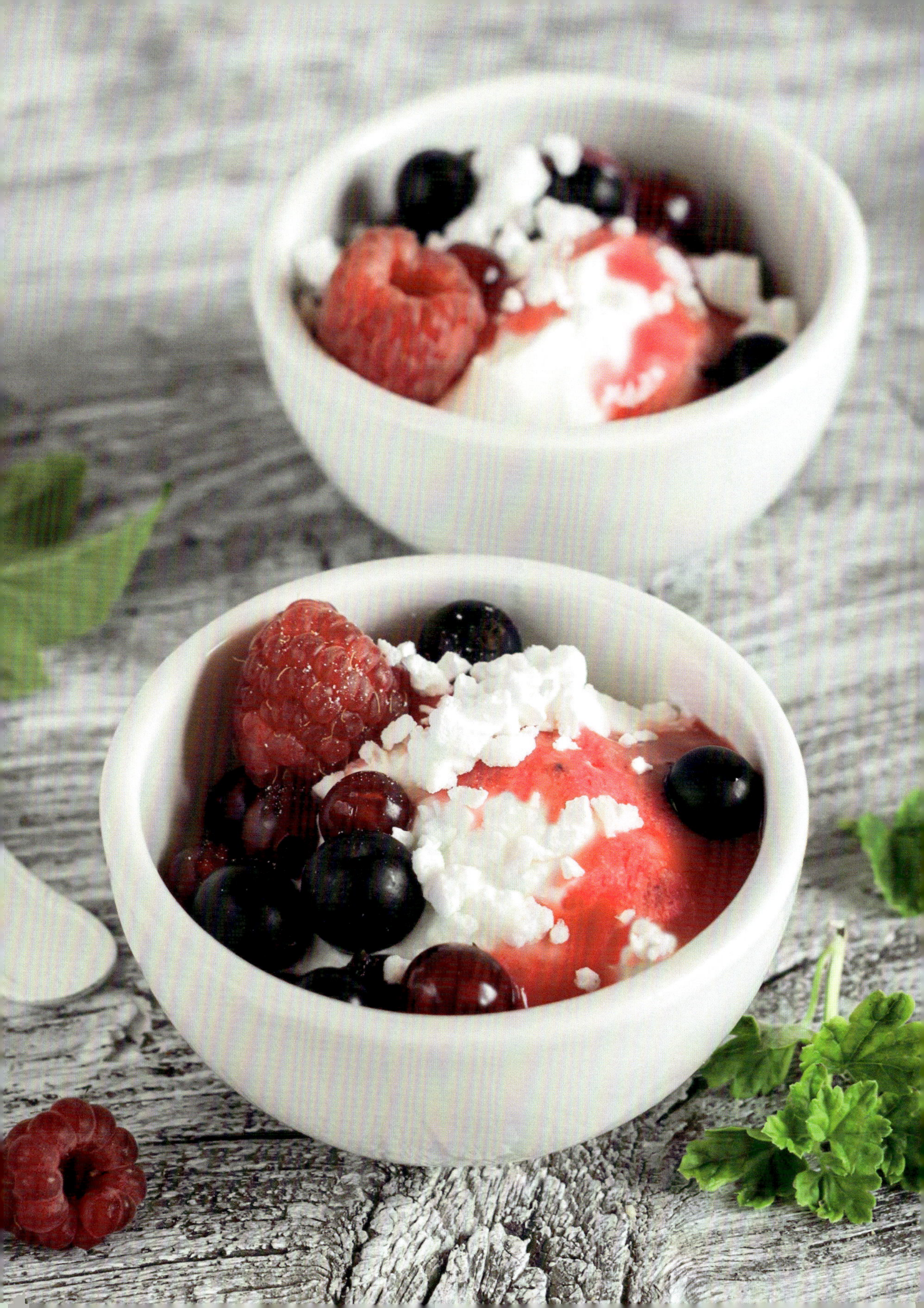

# GEBACKENE HONIG-BIRNEN

**Zutaten für 4 Portionen**

*4 feste, kleine Birnen, 100 g Nussmischung, 1 Handvoll Cranberrys nach Belieben, 4 EL Zitronensaft, 5 EL Honig, Mark von 1 Vanilleschote, etwas Zimt, 200 g Naturjoghurt*

**Zubereitung** *ca. 10 Min.*
**Backzeit** *ca. 40 Min.*

**Pro Portion** *ca. 292 kcal • 9 g EW • 13 g F • 33 g KH*

1. Backofen auf 200 °C (Umluft: 180 °C) vorheizen. Birnen schälen, halbieren und Kerngehäuse entfernen. Nussmischung grob hacken. Cranberrys waschen und trocken tupfen.

2. 100 Milliliter Wasser in einen Topf gießen und mit Zitronensaft, Honig und Vanillemark zum Kochen bringen. Birnen nebeneinander in eine Auflaufform legen und mit etwas heißer Flüssigkeit übergießen. Mit gehackten Nüssen und Cranberrys toppen und mit etwas Zimt bestäuben.

3. Birnen im vorgeheizten Backofen ca. 30–40 Minuten weich garen, bis die Zitronensaft-Honig-Flüssigkeit leicht karamellisiert. Zwischendurch immer wieder mit Flüssigkeit beträufeln. Gebackene Honig-Birnen anrichten und mit einem Klecks Joghurt servieren.

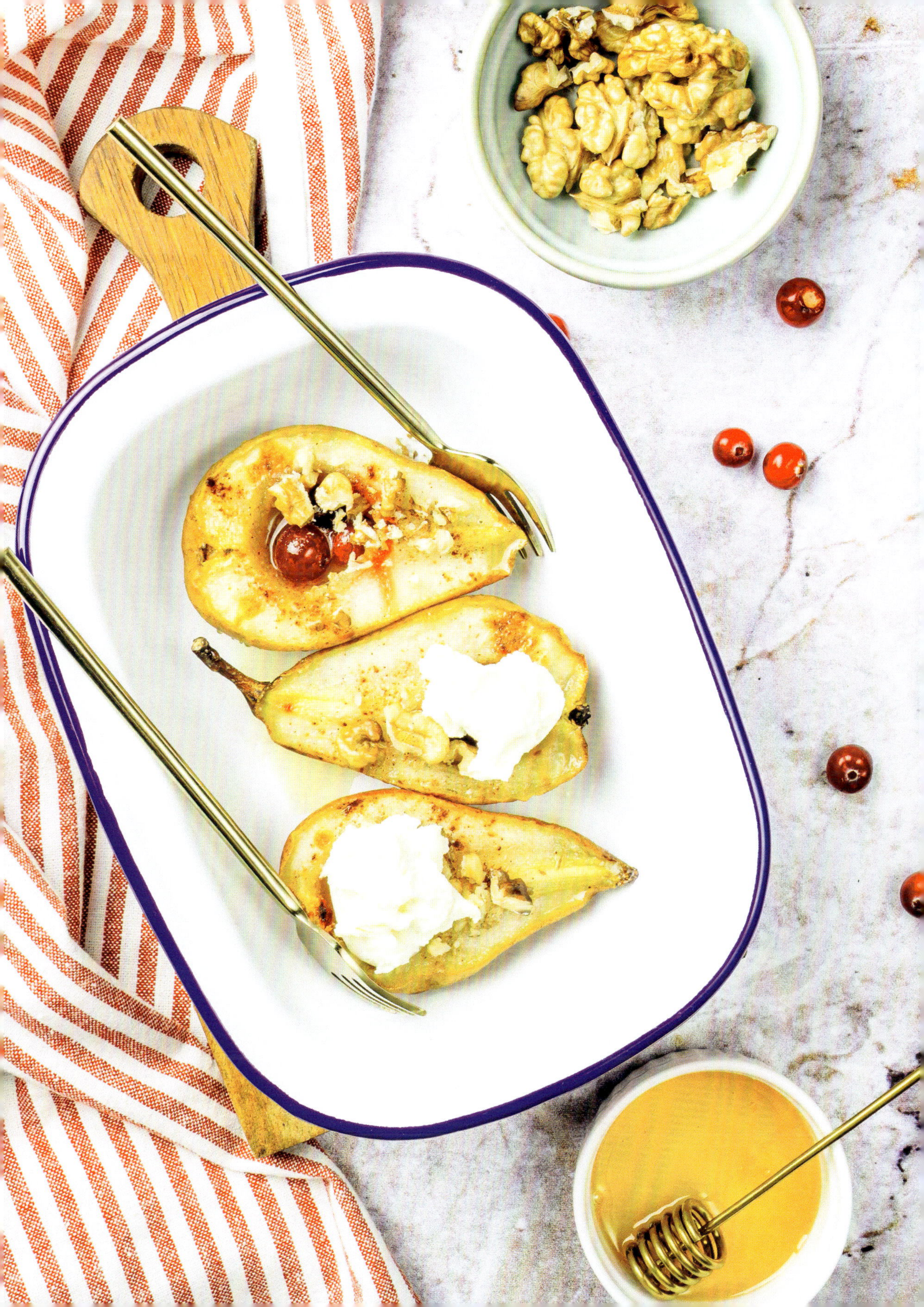

# BEEREN-AUFLAUF

**Zutaten für 6 Portionen**

*250 g Beeren (z. B. Erdbeeren, Himbeeren, Brombeeren) und einige Beeren zum Garnieren, 3 Eier, 40 g Puderxylit und etwas Puderxylit zum Bestäuben, 1 Prise Salz, 1 Msp. Piment, abgeriebene Schale von ½ unbehandelten Zitrone, 125 g Mehl, 125 ml Milch, Butter für die Form*

**Zubereitung** *ca. 10 Min.*
**Backzeit** *ca. 40 Min.*

**Pro Portion** *ca. 166 kcal • 7 g EW • 4 g F • 28 g KH*

1. Backofen auf 180 °C (Umluft: 160 °C) vorheizen. Beeren verlesen, waschen und trocken tupfen. Eier in eine Schüssel geben und schaumig schlagen. Puderxylit, Salz und Piment unterrühren. Zitronenschale, Mehl und Milch zugeben und unter den Eischaum rühren.

2. Feuerfeste Auflaufform mit Butter ausstreichen. Teigmischung hineingeben und Beeren darauf verteilen. Im vorgeheizten Backofen ca. 35–40 Minuten backen. Herausnehmen und mit Puderxylit bestäuben. Warm mit Beeren garniert servieren.

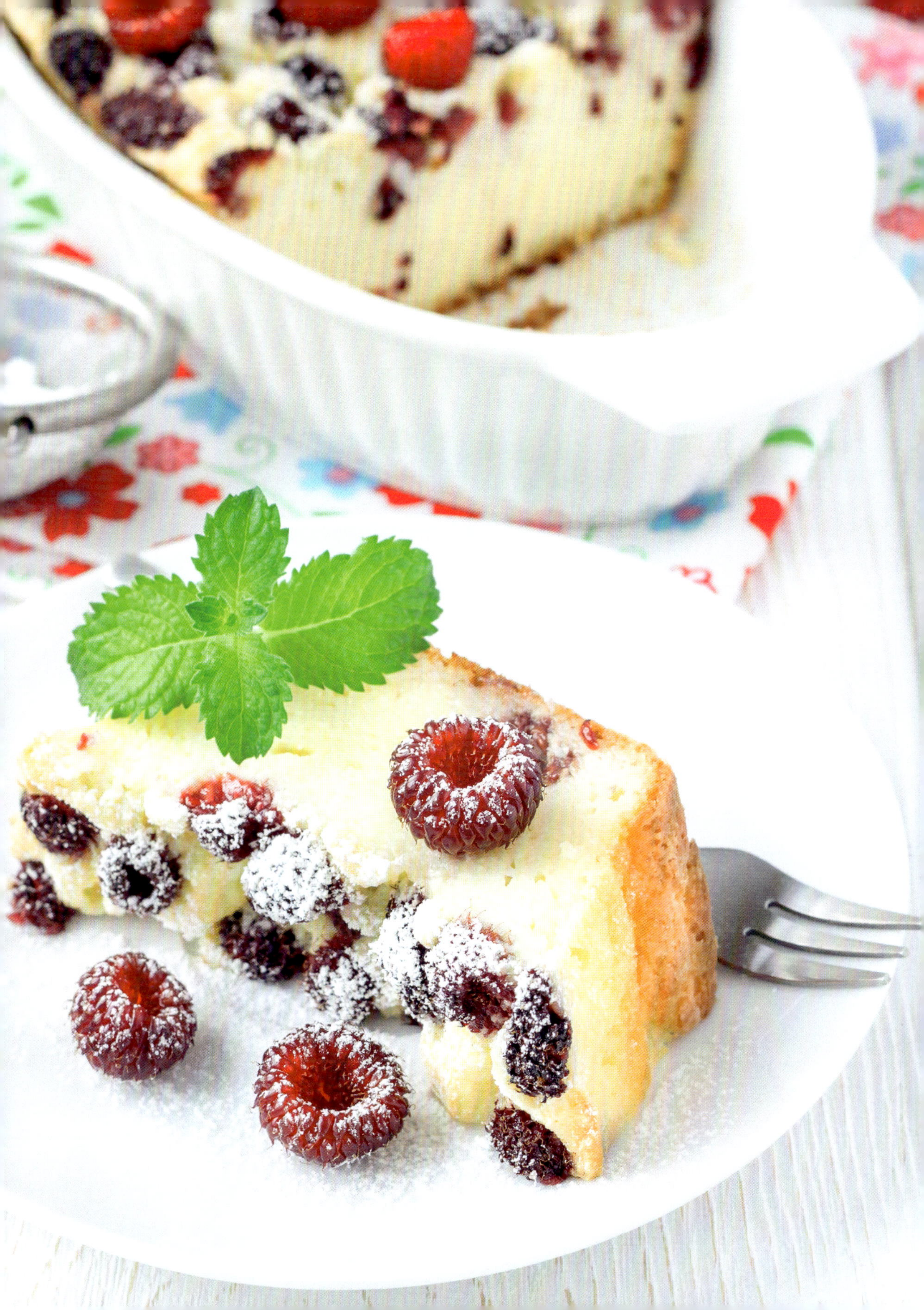

# Smoothies & Getränke

# GRÜNER DETOX-SMOOTHIE

**Zutaten für 1 Portion**

*2 Handvoll Blattspinat,*
*200 g Salatgurke,*
*1 Stück Ingwer (ca. 1 cm), 1 Zitrone,*
*1 Schuss Mineralwasser nach Belieben*

**Zubereitung** *ca. 10 Min.*

**Pro Portion** *ca. 67 kcal • 3 g EW • 1 g F • 8 g KH*

1. Spinat waschen und trocken schütteln. Gurke waschen, trocken tupfen und grob würfeln. Ingwer schälen und grob hacken. Zitrone schälen, weiße Haut entfernen und Fruchtfleisch grob würfeln.

2. Spinat, Gurke, Ingwer und Zitrone in einen Mixer geben und fein pürieren. Nach Belieben 1 Schuss Mineralwasser zugießen. Grünen Detox-Smoothie in ein Glas füllen und sofort genießen.

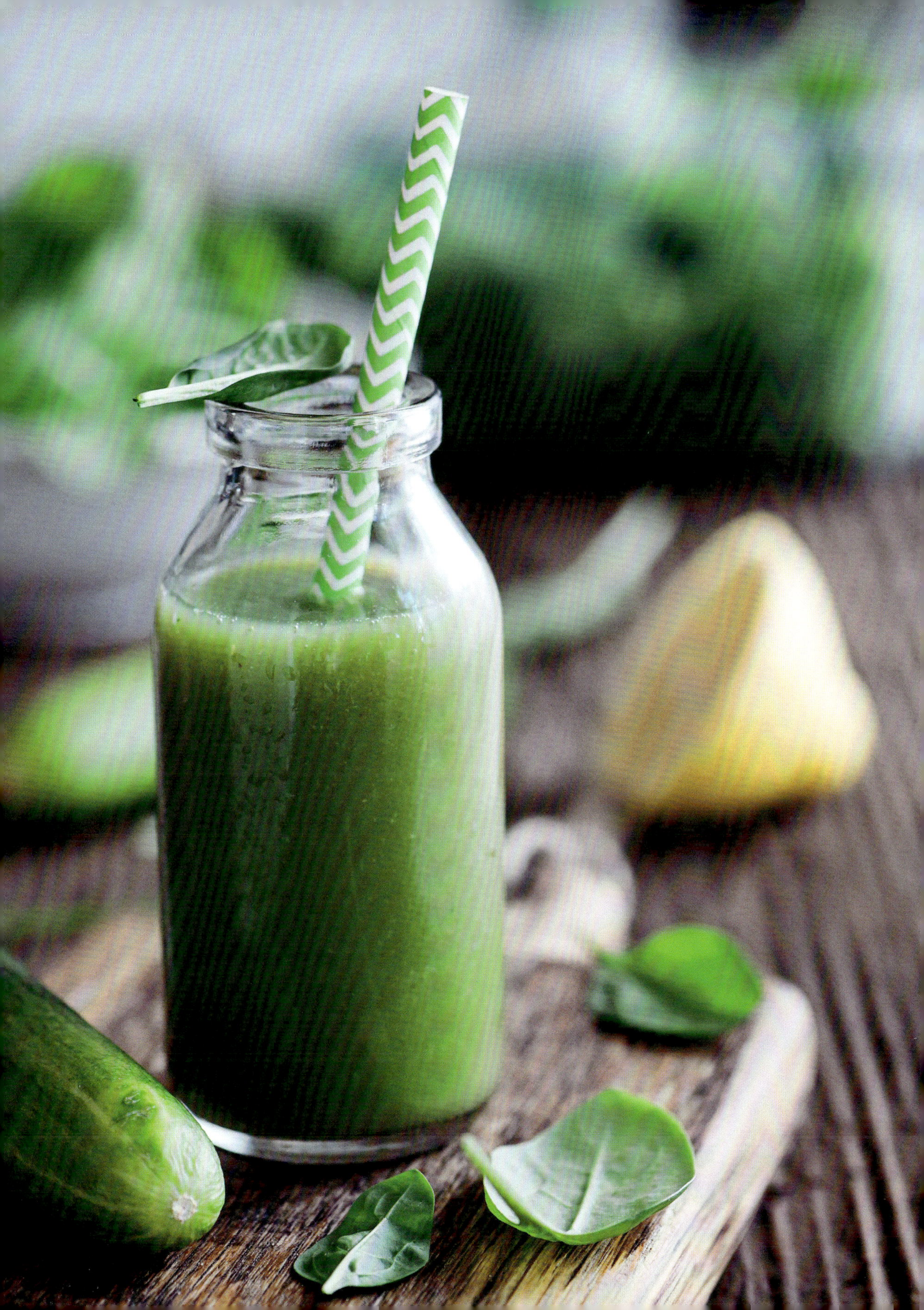

# ZITRONEN-MINZE-WASSER

**Zutaten für 1 Liter**

*1 unbehandelte Zitrone,*
*½ Bund Minze,*
*1 l Mineralwasser*

**Zubereitung** *ca. 10 Min. + ca. 2 Std. Ruhezeit*

**Pro Liter** *ca. 2 kcal • 0 g EW • 0 g F • 2 g KH*

1. Zitrone gründlich mit heißem Wasser waschen und trocken tupfen. In Scheiben schneiden und eventuelle Kerne entfernen. Minze waschen, trocken schütteln und Blättchen abzupfen.

2. Zitronenscheiben in eine Karaffe oder einen Krug geben und Minzblätter zufügen. 1 Liter Mineralwasser zugießen. Zitronen-Minze-Wasser in den Kühlschrank stellen und mindestens ca. 2 Stunden ziehen lassen.

**Tipp** Am besten schmeckt das Zitronen-Minze-Wasser gut gekühlt. Das Aromawasser können Sie ganz nach Belieben variieren. Als Früchte können Sie z. B. Beeren aller Art oder Zitrusfrüchte wie Limetten oder Orangen verwenden. Kräuter wie Basilikum, Thymian oder Rosmarin schmecken ebenfalls toll im Aromawasser.

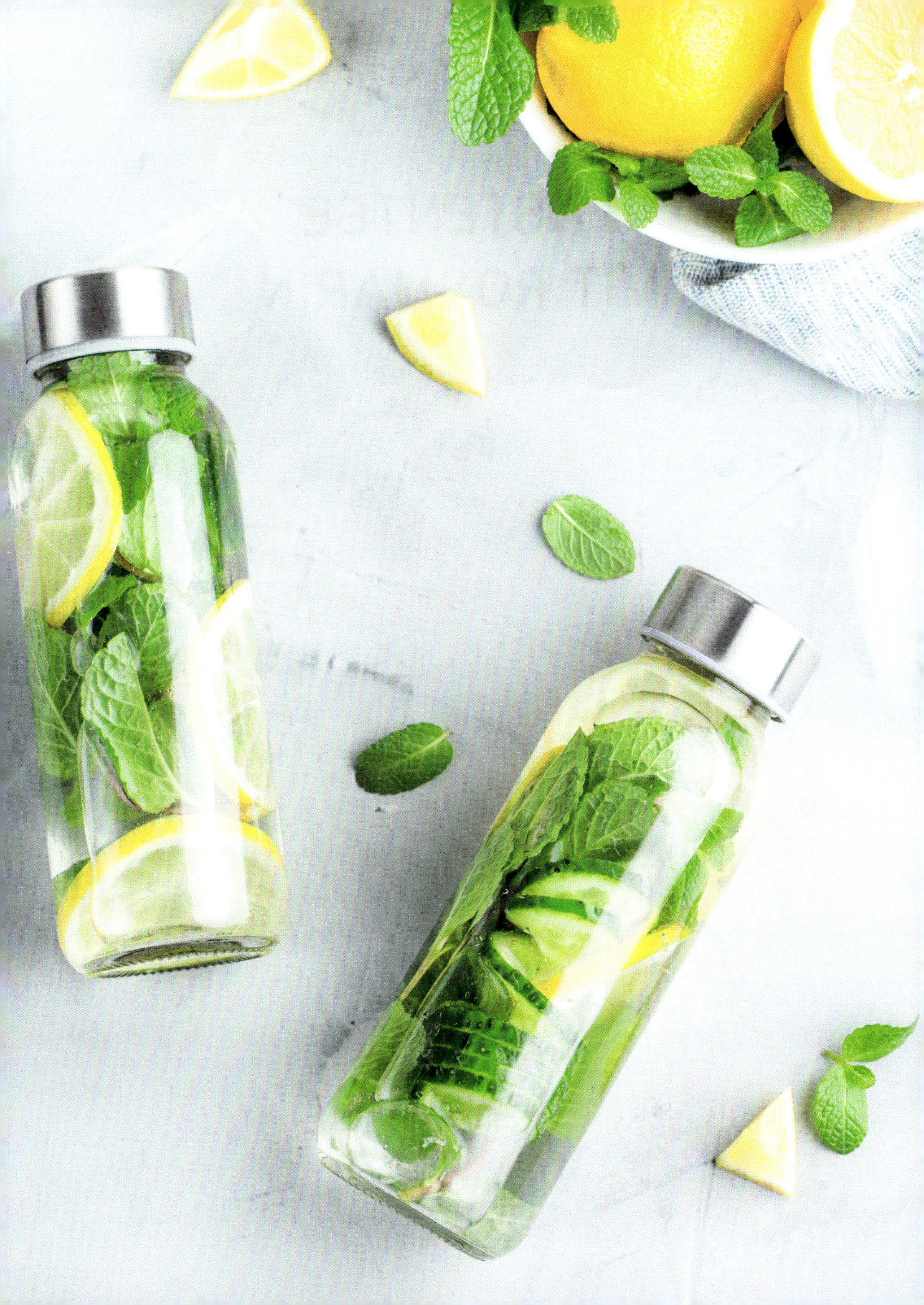

# FASTENTEE MIT ROSMARIN

**Zutaten für 2 Portionen**

*1 Stück Ingwer (ca. 3 Zentimeter),*
*2 Stängel Rosmarin,*
*2 TL grüner Tee,*
*1 Scheibe unbehandelte Zitrone,*
*Akazienhonig oder Agavendicksaft nach Belieben*

**Zubereitung** *ca. 10 Min.*

**Pro Portion** *ca. 11 kcal • 0 g EW • 0 g F • 3 g KH*

1. Ingwer schälen und in Scheiben schneiden. Rosmarin waschen und trocken schütteln. 500 Milliliter Wasser in einen Topf geben und mit Ingwer aufkochen. Ca. 5 Minuten ziehen lassen.

2. Grünen Tee in einen Teefilter geben und mit Ingwerwasser überbrühen. Ca. 1–2 Minuten ziehen lassen. Tee herausnehmen.

3. Zitronenscheibe halbieren. Fastentee in Teegläser gießen und jeweils 1 Scheibe Ingwer, 1 Stängel Rosmarin und ½ Scheibe Zitrone hineingeben. Nach Belieben mit Akazienhonig oder Agavendicksaft süßen.

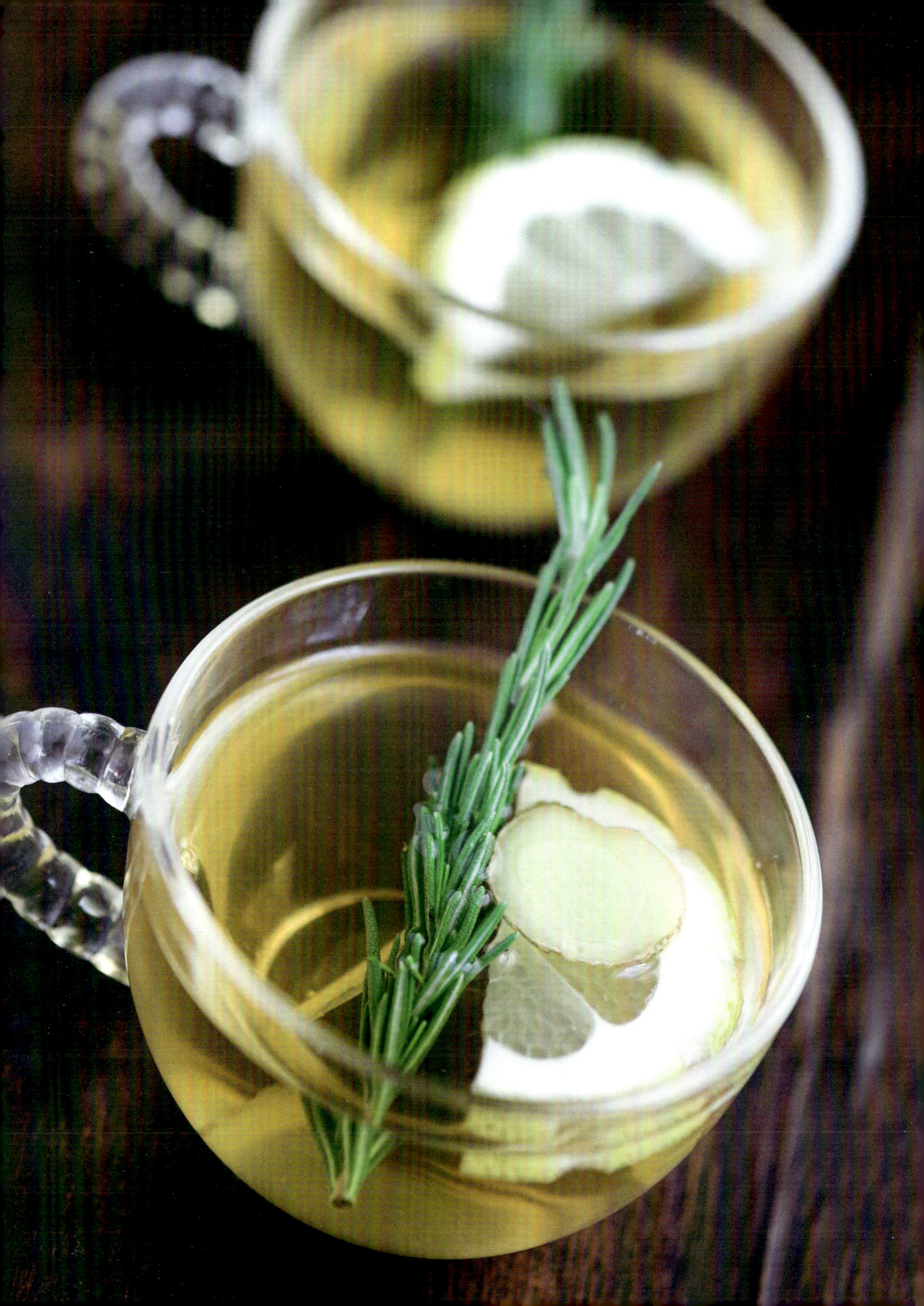

# BASISCHER MANGO-LASSI

**Zutaten für 2 Portionen**

*350 g Mango, 200 g Skyr,*
*2 EL Agavendicksaft,*
*1 EL Limettensaft,*
*2 Msp. Kurkuma,*
*3 Eiswürfel nach Belieben*

**Zubereitung** *ca. 10 Min.*

**Pro Portion** *ca. 220 kcal • 12 g EW • 1 g F • 37 g KH*

1. Mango schälen, halbieren und entkernen. Fruchtfleisch würfeln. Einige Mangowürfel für die Dekoration beiseitelegen.

2. Mango, Skyr, Agavendicksaft, Limettensaft, Kurkuma, 100 Milliliter Wasser und nach Belieben Eiswürfel in einen Mixer geben und cremig pürieren. Mango-Lassi in Gläser füllen, mit Mangowürfeln dekorieren und genießen.

Tipp Lassi ist ein indisches Erfrischungsgetränk und schmeckt mit fruchtiger Mango besonders an heißen Sommertagen. Servieren Sie den Mango-Lassi am besten eisgekühlt.

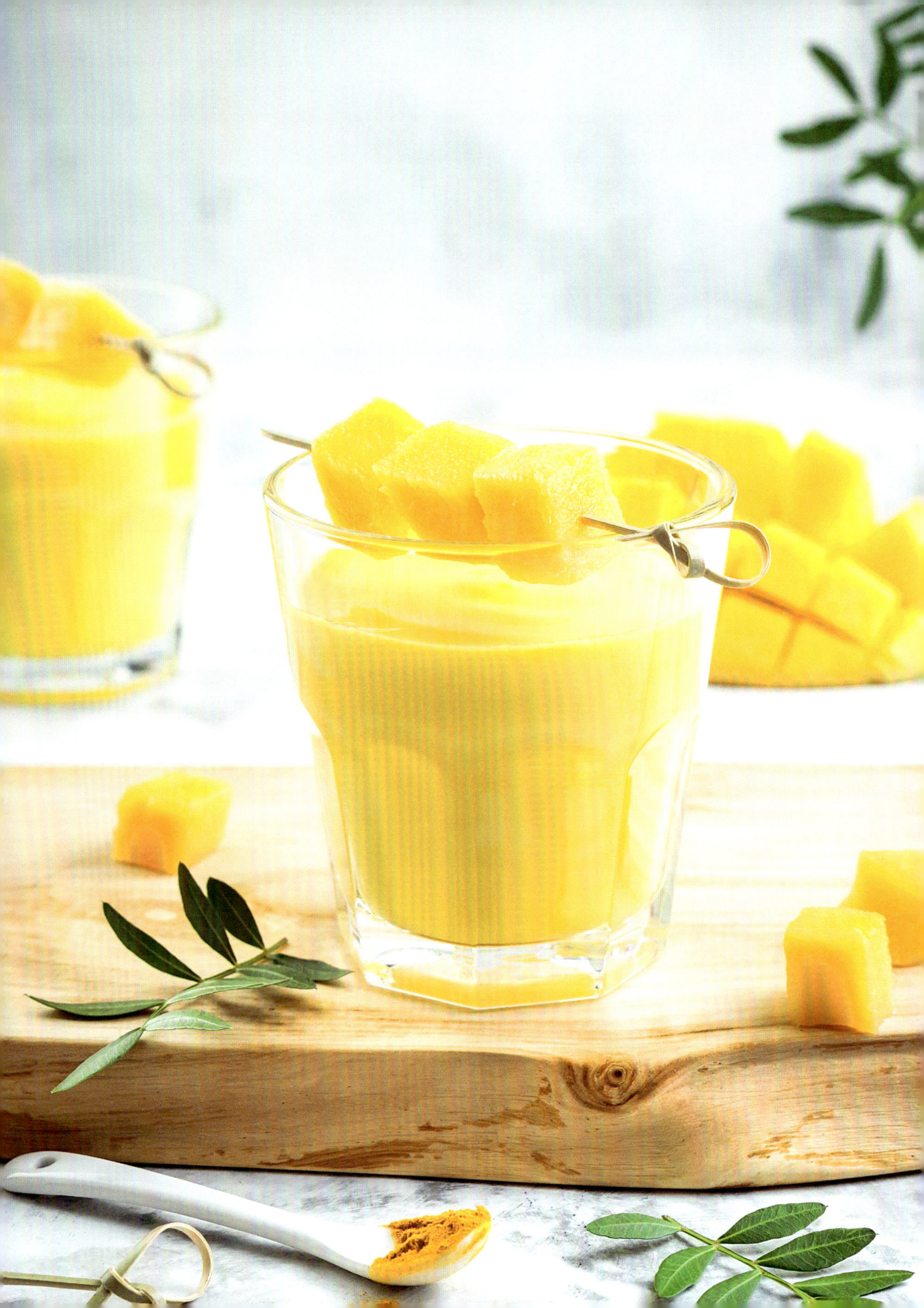

# HIMBEER-SMOOTHIE

**Zutaten für 2 Portionen**

*200 g Himbeeren (frisch oder TK-Produkt),*
*500 ml Hafermilch,*
*60 g Haferflocken,*
*2 TL geschroteter Leinsamen,*
*1 EL Akazienhonig*

**Zubereitung** *ca. 5 Min.*

**Pro Portion** *ca. 310 kcal • 7 g EW • 8 g F • 44 g KH*

1. Himbeeren verlesen, waschen und trocken tupfen. TK-Himbeeren antauen lassen. Ein paar Himbeeren für die Garnitur beiseitelegen.

2. Himbeeren in einen Mixer geben und mit Hafermilch, Haferflocken, Leinsamenschrot und Akazienhonig cremig pürieren. In Gläser füllen, mit Himbeeren garnieren und genießen.

Tipp Geschroteter Leinsamen kann schnell ranzig werden und sollte deshalb kühl und luftdicht aufbewahrt werden.

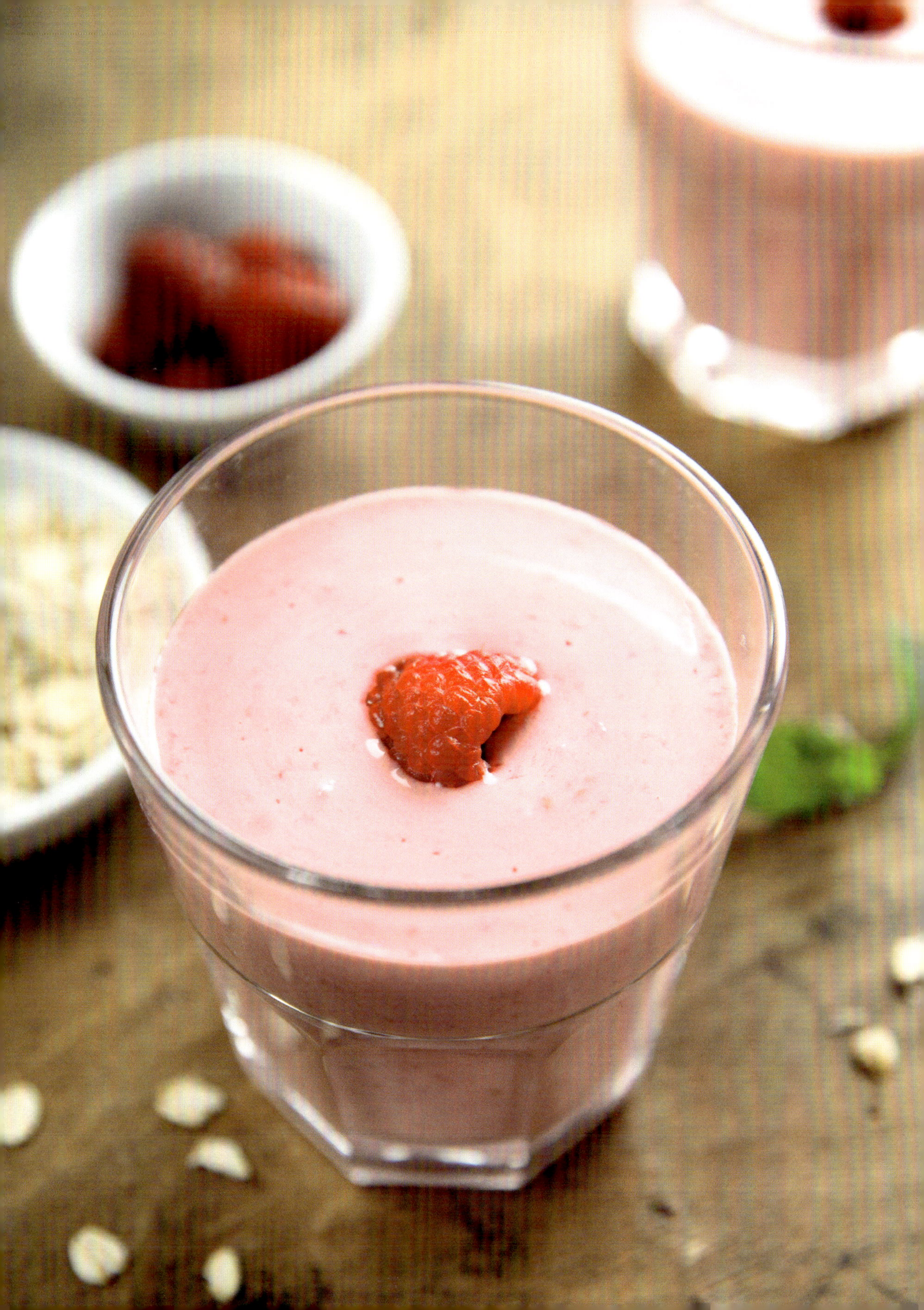

# MOLKE-GURKEN-DRINK

**Zutaten für 2 Portionen**

*½ Salatgurke, 250 ml Molke, Salz, frisch gemahlener Pfeffer, etwas Zitronensaft, ½ Bund Dill, ½ Kästchen Kresse*

**Zubereitung** *ca. 10 Min.*

**Pro Portion** *ca. 44 kcal • 2 g EW • 0 g F • 7 g KH*

1. Gurke waschen und trocken tupfen. Ein kleines Stück in Scheiben schneiden und zum Garnieren beiseitelegen. Restliche Gurke grob würfeln, in einen Mixer geben und pürieren. Nach und nach Molke zugeben und untermixen. Mit Salz, Pfeffer und Zitronensaft abschmecken.

2. Dill waschen, trocken schütteln und Fähnchen fein hacken. Etwas Dill zum Garnieren beiseitelegen. Kresse abschneiden. Dill und Kresse zur Gurken-Molke-Mischung geben und nochmals kurz mixen.

3. Molke-Gurken-Drink in Gläser füllen und mit beiseitegelegten Gurkenscheiben und Dill garniert servieren.

# WACHOLDER-ZITRONEN-WASSER

**Zutaten für 1 Liter**

*1 unbehandelte Zitrone,*
*2 Wacholderbeeren*

**Zubereitung** *ca. 10 Min. + ca. 15 Min. Ruhezeit*

**Pro Liter** *ca. 11 kcal • 0 g EW • 0 g F • 1 g KH*

1. Zitrone gründlich waschen und etwas Schale abschälen, dabei nicht die bittere weiße Haut entfernen. Zitrone halbieren und von einer Hälfte den Saft auspressen (andere Hälfte anderweitig verwenden).

2. 1 Liter Wasser in einen Topf geben und mit Wacholderbeeren, Zitronensaft und Zitronenschale ca. 10 Minuten kochen lassen. Vom Herd nehmen und ca. 15 Minuten ziehen lassen.

Tipp Wacholderbeeren wirken leicht entwässernd und „durchspülen" so die ableitenden Harnwege. Schwangere Frauen und Menschen, die unter einer Nierenerkrankung leiden, sollten Wacholder meiden.

# GRAPEFRUIT-THYMIAN-WASSER

**Zutaten für 1 Liter**

*1 unbehandelte Grapefruit,*
*3–4 Zweige Thymian*

**Zubereitung** *ca. 10 Min. + ca. 2 Std. Ruhezeit*

**Pro Liter** *ca. 48 kcal • 0 g EW • 0 g F • 11 g KH*

1. Grapefruit waschen und halbieren. Eine Hälfte über einer Karaffe auspressen. Andere Hälfte halbieren und in Scheiben schneiden.

2. Thymian waschen und trocken schütteln. Alle Zutaten in eine Karaffe geben und 1 Liter Wasser zugießen. Nach Belieben Eiswürfel zugeben. In den Kühlschrank stellen und mindestens ca. 2 Stunden ziehen lassen.

Tipp Dieses Aromawasser hat es in sich! Die basische Grapefruit bringt den Säure-Basen-Haushalt wieder ins Gleichgewicht, versorgt mit wichtigen Vitaminen und soll sogar den Blutzuckerspiegel senken. Auch Thymian punktet mit einer Vielzahl positiver Eigenschaften: Er ist gut für die Atemwege, bringt die Verdauung in Schwung und wirkt gegen Müdigkeit und niedrigen Blutdruck. Ein echtes Powerwasser also!

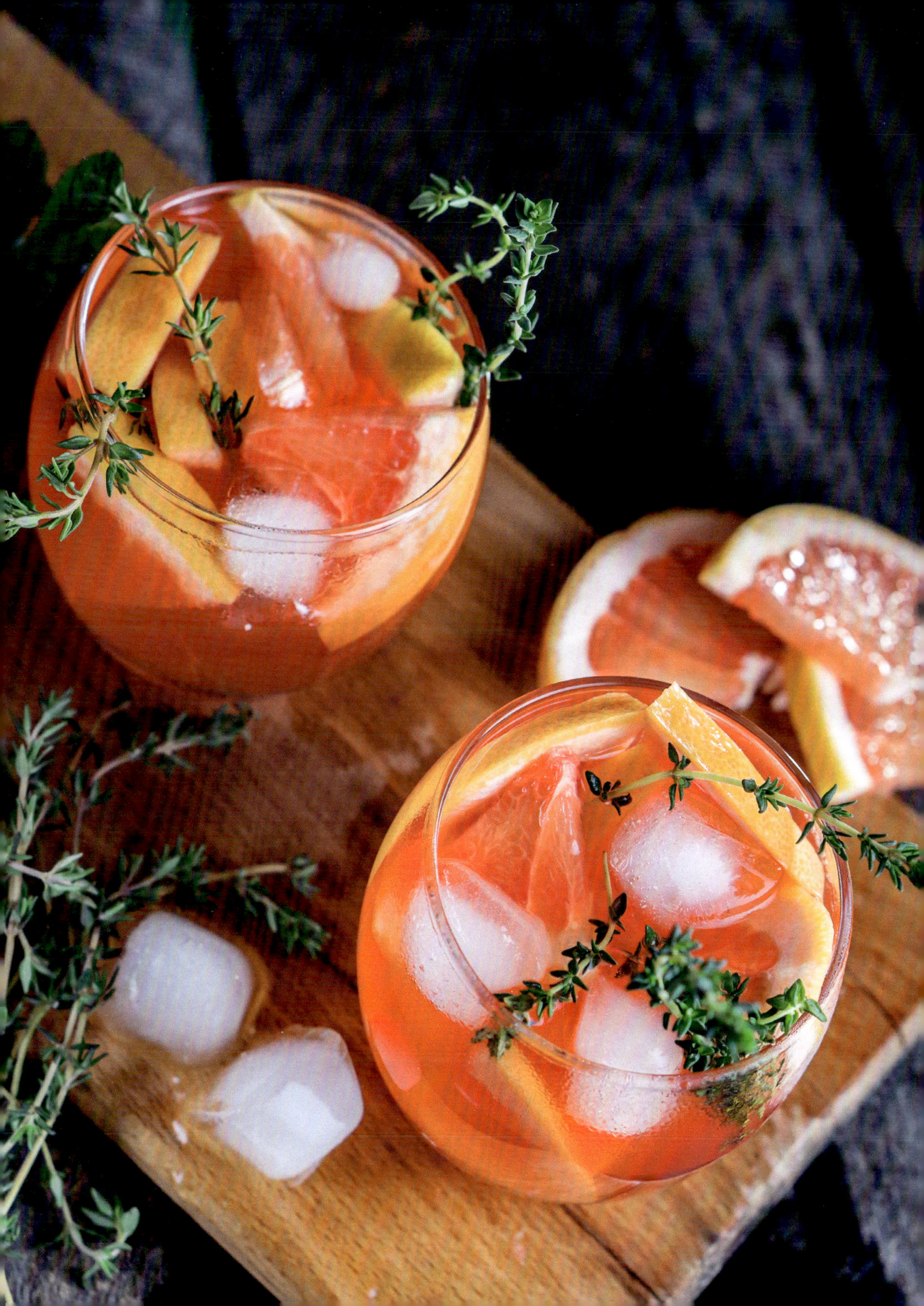

# KOMBUCHA

**Zutaten für 1 Liter**

*8 g grüner Tee, 90–100 g Rohrohrzucker, 1 Kombucha-Pilz, 100 ml Kombucha-Getränk als Ansatzflüssigkeit, 1 Gärgefäß aus Glas*

**Zubereitung** *ca. 15 Min. + ca. 16 Tage Ruhezeit*

**Pro Liter** *ca. 100 kcal • 0 g EW • 0 g F • 25 g KH*

1. 1 Liter Wasser in einem Topf aufkochen. Tee zugeben und ca. 15 Minuten ziehen lassen. Zucker darin auflösen. Tee auf Zimmertemperatur abkühlen lassen. Kombucha-Pilz und Kombucha-Getränk in ein sauberes Gärgefäß geben und mit abgekühltem Tee auffüllen.

2. Gärgefäß mit einem sauberen, luftdurchlässigen Tuch abdecken und mit einem Gummiring verschließen. Gefäß an einen mindestens 21 °C warmen Ort stellen und während der Gärzeit (10–16 Tage) nicht bewegen.

3. Nach 10–16 Tagen Getränk in saubere Flaschen abfüllen und kühl stellen. Ca. 15 Prozent des fertigen Getränks dienen als Ansatzflüssigkeit für die nächste Kultur.

**Hinweis** Bei der Herstellung müssen Sie besonderen Wert auf Hygiene legen. Alle Gefäße müssen sauber und vor jedem neuen Ansatz gründlich heiß gereinigt werden. Bemerken Sie bei dem Teegetränk eine Veränderung von Farbe und Geruch oder Schimmel, schütten Sie den Ansatz zur Sicherheit weg. Waschen Sie den Teepilz vor jedem neuen Ansatz unter fließendem lauwarmem Wasser ab.

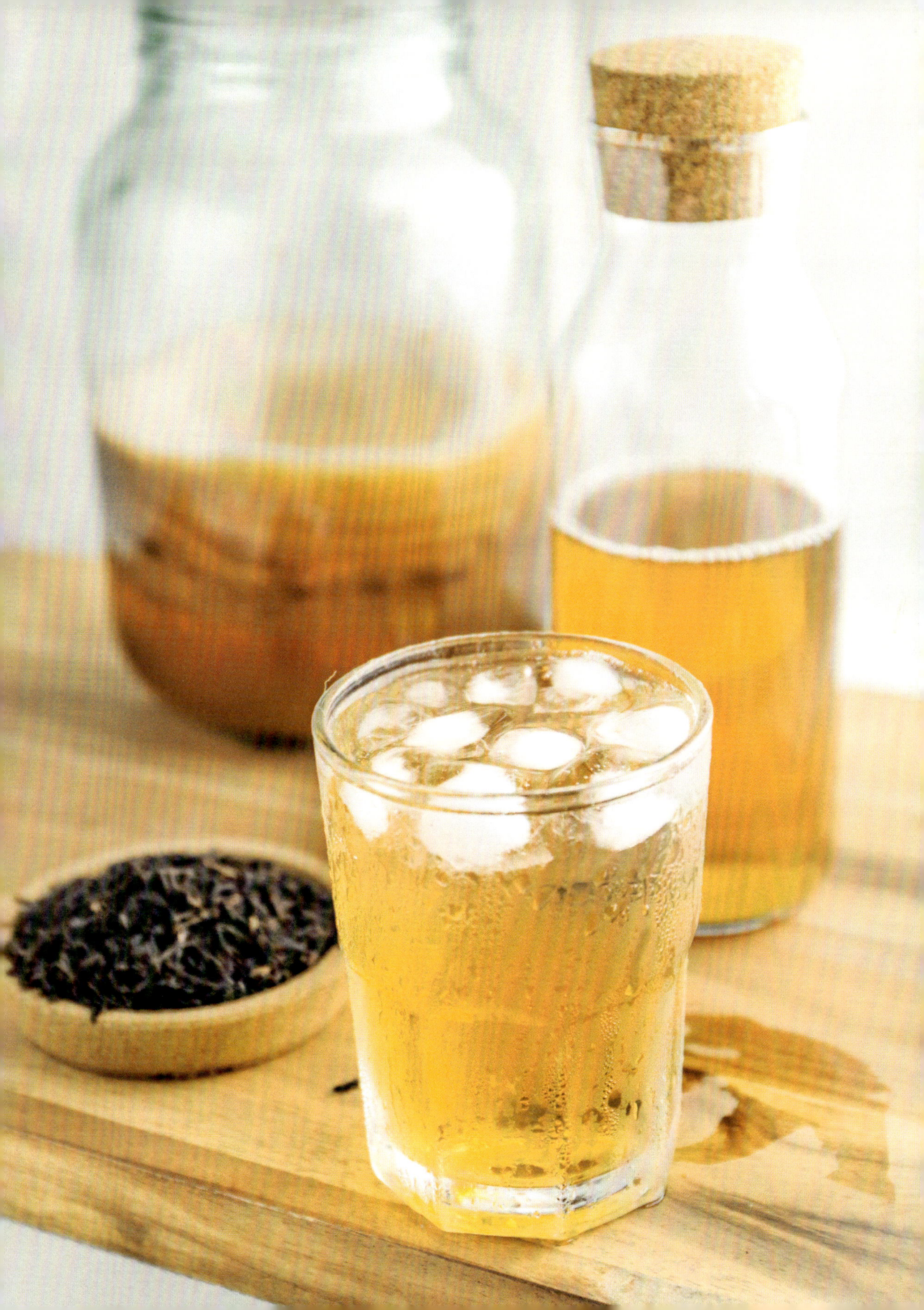

# ROTE-BETE-SMOOTHIE

**Zutaten für 3 Portionen**

*130 g Rote Bete,*
*1 Möhre,*
*1 Apfel, ¼ Salatgurke,*
*125 ml Apfelsaft,*
*2–3 EL Zitronensaft,*
*5 Eiswürfel*

**Zubereitung** *ca. 15 Min.*

**Pro Portion** *ca. 82 kcal • 1 g EW • 0 g F • 17 g KH*

1. Rote Bete putzen, schälen und grob würfeln (Rote Bete färbt – Einmalhandschuhe tragen!). Möhren putzen, schälen und grob würfeln. Apfel waschen, halbieren, Kerngehäuse entfernen und Fruchtfleisch grob würfeln. Salatgurke waschen und grob würfeln.

2. Rote Bete, Möhre, Apfel und Gurke in einen Mixer geben und Apfelsaft, Zitronensaft und Eiswürfel zufügen. Alles fein pürieren. Rote-Bete-Smoothie in Gläser füllen und genießen.

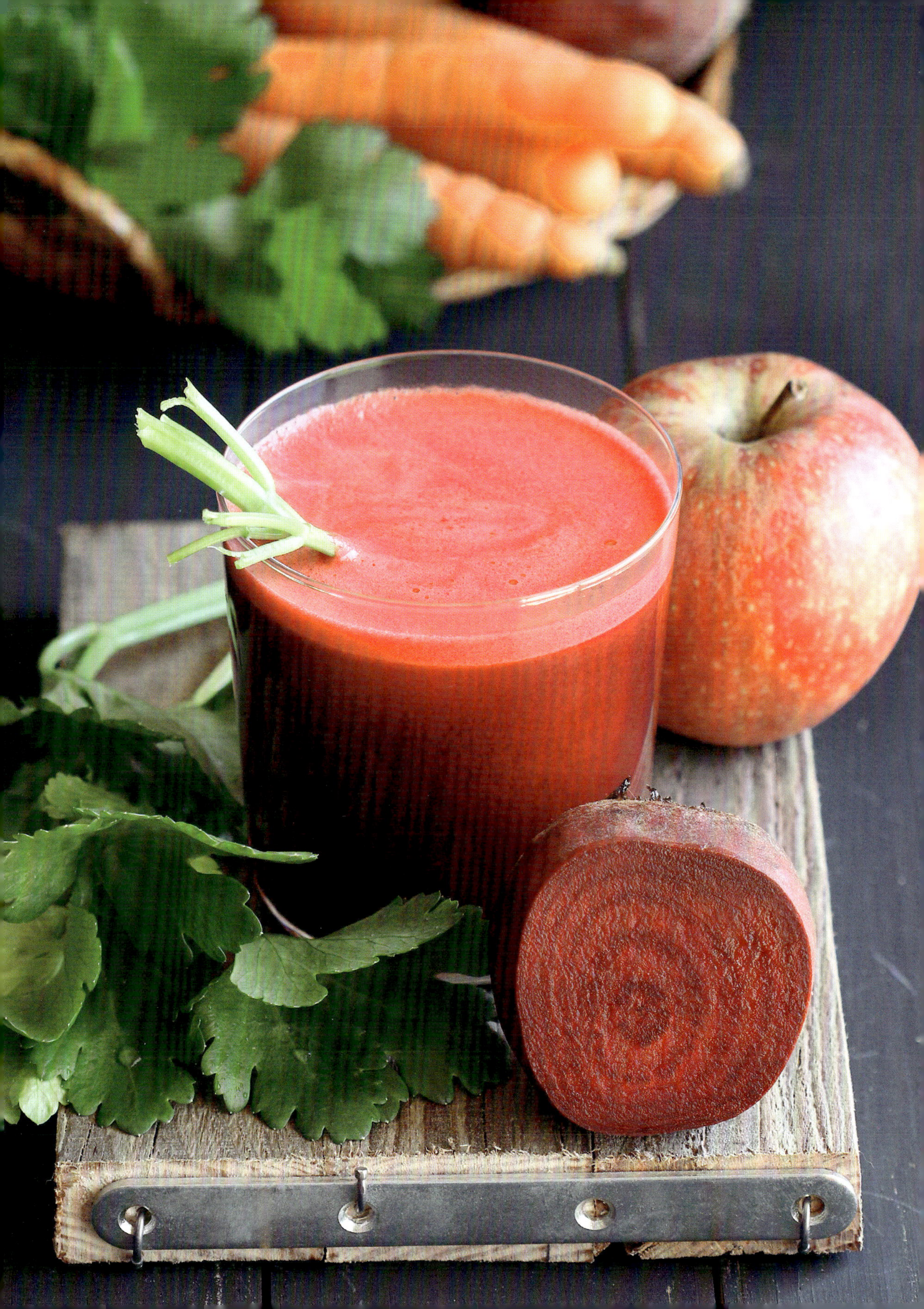

# REZEPTREGISTER